陈丽娜 / 主编

健康有道
从"心"开始

——心血管科普500问

JIANKANGYOUDAO
CONGXIN KAISHI

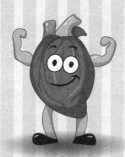

浙江工商大学出版社 | 杭州
ZHEJIANG GONGSHANG UNIVERSITY PRESS

图书在版编目（CIP）数据

健康有道 从"心"开始：心血管科普500问/陈
丽娜主编. — 杭州：浙江工商大学出版社，2020.8
　ISBN 978-7-5178-3950-7

　Ⅰ.①健… Ⅱ.①陈… Ⅲ.①心脏血管疾病－防治－
问题解答 Ⅳ.①R54-44

中国版本图书馆CIP数据核字（2020）第119152号

健康有道 从"心"开始——心血管科普500问
JIANKANG YOU DAO CONG XIN KAISHI——XINXUEGUAN KEPU 500 WEN
陈丽娜 主编

出版策划	李大军
责任编辑	沈敏丽
封面设计	大漠照排
责任印制	包建辉
出版发行	浙江工商大学出版社
	（杭州市教工路198号　邮政编码310012）
	（E-mail:zjgsupress@163.com）
	（网址：http://www.zjgsupress.com）
	电话：0571-88904980，88831806（传真）
排　版	杭州大漠照排印刷有限公司
印　刷	杭州丰源印刷有限公司
开　本	710mm×1000mm　1/16
印　张	18
字　数	264千
版 印 次	2020年8月第1版　2020年8月第1次印刷
书　号	ISBN 978-7-5178-3950-7
定　价	66.00元

主　编　绍兴市柯桥区中医医院　陈丽娜

副主编（以姓氏拼音为序）

绍兴第二医院　丁红英

绍兴第二医院　张丽萍

绍兴第二医院　周浩亮

编　者（以姓氏拼音为序）

绍兴第二医院　陈　冬

绍兴第二医院　陈　慧

绍兴第二医院　陈钟良

绍兴第二医院　方利娟

绍兴第二医院　吕　进

绍兴市柯桥区中医医院　吕美丽

绍兴第二医院　齐鑫美

绍兴第二医院　沈剑瑛

绍兴第二医院　施凤梅

绍兴第二医院　孙　慧

绍兴第二医院　吴　坚

绍兴市柯桥区中医医院　徐　峰

绍兴市柯桥区中医医院　周　军

插　图

江西中医药大学科技学院　胡　娇

序言
PROLOGUE

　　心血管疾病作为当前危害人类健康的最主要的疾病之一，给许多患者和家庭带来了痛苦。2019 年 5 月，《中国心血管疾病防治现状蓝皮书》（简称《蓝皮书》）在京发布，从多个角度展现了中国心血管领域的现状和防治方向。数据显示，中国现有心血管患者人数达 2.9 亿，死亡率高且处于上升趋势。

　　各大医院的心血管诊室门口总是特别拥挤，有些专家门诊甚至一号难求。每思及此，我总感觉心情特别沉重。随着生活方式的改变，心血管疾病如藤蔓一般慢慢爬上中国老百姓的身体，发病率逐年攀升，此为沉重一；普通老百姓对于心血管疾病几乎是"谈虎色变"，害怕源于不知，如何提高中国老百姓自身对于心血管疾病的全面认识，这一责任该如何挑起，此为沉重二。所幸多年来，中国的心血管同行们一直致力于此，也涌现了许多优秀者。陈丽娜便为其一。

　　2020 年的春日，陈丽娜专程来到上海，送来她和她的团队的心力之作《健康有道 从"心"开始——心血管科普 500 问》，请我为书作序。有幸先睹，浅谈一二。

　　我记得是 2004 年，陈丽娜作为进修生跟随我几个月。我的印象中，那时她是个思维敏捷、积极上进、刻苦好学的年轻人，跟我一起查房，一起上台做手术，总是勤勤恳恳又一丝不苟。她告诉我，她的理想便是希望能为中国的心血管事业贡献自己的一分力量。言语朴实无华，但作为同行，我深知真正践行起来，却步步维艰。这些年，我看到陈丽娜一直坚守着自己的初心，作为基层医院院长，在做好管理的同时，一步一个脚印，精于专业又诚于品德。此次，花

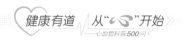

费一年多的时间，编著完成《健康有道 从"心"开始——心血管科普 500 问》，实在难能可贵。

《健康有道 从"心"开始——心血管科普 500 问》一书，是一本适合普通老百姓阅读的科普作品，陈丽娜与她的团队从专业的角度，针对心血管常见疾病的基本知识，结合临床治疗中患者最困惑的问题，以一问一答的形式，用浅显易懂的语言进行阐述；内容精练又适合大众阅读，一字一句凝聚的都是陈医生从业二十余年的临床经验和专业积累，是一本真正能为广大心血管患者答疑解惑、提高自身保健和康复能力的科普好书。

我也相信，今后，陈丽娜和她的团队定能坚守医者初心，杏林春暖，为百姓"守好心、护好心"！

复旦大学附属中山医院

2020 年春于上海

前言
FOREWORD

健康是人生的第一财富。健康的身体是灵魂的客厅，是智慧的条件，是愉快的源泉。宋代诗人陆游曾经感叹："老去身犹健，秋来日自长。"古往今来，拥有健康的身体是人们的心之所往。

随着社会的快速发展，人们的生活工作节奏快、压力大，缺少运动、吸烟、不合理饮食等不良的生活方式已成为影响身体健康的重要因素。近年来，我国的心血管疾病发病率逐年上升，且有低龄化趋势，已成为威胁国人健康和生命的头号"敌人"。通常，有些人被疾病折磨了几十年，但仍对自己所患的疾病一无所知，或者知之甚少，把康复的希望全权寄付于医生。但事实上，医生并不是疾病康复的主体，真正的主体是病患自己。老子曰："知人者智，自知者明。"了解自己，懂得自己所患何病、何患此病、如何战胜、如何预防等是我们要关注的重中之重。

互联网的高速发展，自媒体时代的到来，为我们带来便捷快速生活的同时，也引发了许多对医学知识一知半解的断章取义、罔顾事实的刻意曲解，各种"养生知识""康复大全"满天飞，有些甚至相互矛盾。这些都让非医学专业出身的老百姓一脸茫然，无所适从。鉴于此，作为一名专业的心血管医生，基于为老百姓提供规范的心血管疾病保健和康复知识的出发点，我带领我们心血管团队，创作了此部《健康有道 从"心"开始——心血管科普500问》，希望能帮助更多的心血管病患者解开"心结"，茅塞顿开，更利于大家的日常保健和康复。

　　《健康有道 从"心"开始——心血管科普500问》是一本面向大众的科普读物，语言通俗易懂，虽无月章星句，但求真求实，字字句句，仔细推敲。全书从高血压、高血脂、冠心病、心律失常等常见心血管疾病入手，涵盖全面，用一问一答的形式，深入日常生活、常规保健、疾病早期识别和疾病治疗等方面内容，答疑解惑。此外，在文字的基础上，我们还原创了不少生动的简笔插图，图文并茂，希望在增强阅读理解性的同时，更为您增添阅读的趣味性，加深您的记忆。

　　限于现今的医学水平，医者总是有许多无能为力之处，这也常是我们深感痛心的地方。医为仁术，必具仁心。在我20余年的行医之路上，对待我的患者，有时是治愈，常常是帮助，总是去安慰。出版这本心血管科普读本，希望能为大众的"养心护心"提供专业支撑；在筑建守护大众健康的万里长城里，尽自己的一分绵薄之力。

　　"尺之木必有节目，寸之玉必有瑕瓋。"编写团队虽已十分尽力，但该书难免有不到之处，恳请读者不吝赐教以益提高。

　　此次出版，承万分之荣幸，特邀全国知名的心血管专家、复旦大学附属中山医院葛均波院士为此书作序，得此提携厚爱，谨致谢忱！

2020 年 5 月于绍兴瓜渚湖畔

目录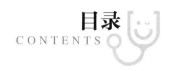
CONTENTS

第1章 高血压

1. 什么是血压 002

2. 血压为何忽高忽低 002

3. 什么是高血压 002

4. 血压控制到多少为宜 003

5. 高血压都有哪些类型 003

6. 什么是血压"晨峰"现象 004

7. 引起高血压的原因有哪些 004

8. 哪些药物会引起高血压 006

9. 睡眠不好与高血压有关吗 006

10. 贫血的人是不是不会得高血压 007

11. 哪些人容易得高血压 007

12. 女性绝经后易得高血压吗 009

13. 高血压会遗传吗 009

14. 高血压如何确诊 009

15. 高血压是如何分级的 009

16. 高血压有哪些不适症状 010

17. 高血压会产生哪些危害 011

18. 高血压对大脑有损伤吗 011

19. 为什么说高血压是沉默的杀手 012

20. 怎么测量才能知道自己是否有高血压 012

21. "白大衣高血压"是怎么一回事 012

22. 如何用台式水银血压计测量血压 013

23. 测量血压时应注意什么 014

24. 测量血压选择左手还是右手 015

25. 血压计是否需要定期检测呢 015

26. 应多久测量一次血压 015

27. 如何选择家用血压计 016

28. 在家中如何正确测量血压 016

29. 为什么血压在夏天比在冬天要偏低一些 017

30. 高血压患者要做哪些检查 017

31. 高血压患者为什么要查眼底 018

32. 怎样进行高血压的一级预防 019

33. 怎样进行高血压的二级预防 020

34. 高血压患者的体育锻炼时间在什么时候最好 021

35. 高血压的治疗原则和目的是什么 022

36. 治疗高血压应注意什么 023

37. 治疗高血压的常用药物有哪些 023

38. 高血压患者能不能吃人参 025

39. 高血压患者能抽烟喝酒吗 025

40. 如何正确换用降压药物 026

41. 如何正确安排服用降压药的时间 026

42. 高血压患者都需要终身服药吗 028

43. 哪些情况下高血压病患者可根据病情减用或停用降压药 028

44. 老年高血压患者应如何正确使用降压药 029

45. 高血压患者行空腹检查时需要停药吗 030

46. 高血压患者用药时要避免哪些误区 030

47. 高血压患者可以进行正常性生活吗 032

48. 血压波动大的原因有哪些 032

49. 高血压患者出现意外应如何自救 033

50. 高血压急症该怎么办 035

51. 高血压和高脂血症并存怎么办 035

52. 妊娠高血压对女性怀孕有多大影响 036

53. 高血压也能手术治疗吗，哪几种类型的高血压需要手术治疗 036

54. 哪些儿童需要测量血压 037

第 2 章　高脂血症

55. 高脂血症到底是怎么回事 040

56. 引起高脂血症的原因有哪些 040

57. 确诊高脂血症需要检查哪几个指标，检查前需要注意什么 041

58. 高脂血症有哪些症状 042

59. 高脂血症会引起哪些危害 042

60. 高脂血症会引起冠状动脉粥样硬化性心脏病吗 044

61. 高脂血症会引起脑梗死吗 044

62. "高血压、高脂血症、高血糖"有哪些联系和风险 044

63. "血脂"就一定是"十恶不赦"的吗 045

64. 高脂血症与脂肪肝是一回事吗 045

65. 高脂血症要如何治疗 048

66. 血脂高的人一定要吃药吗 048

67. 高脂血症患者在生活中需要注意哪些事 048

68. 高脂血症患者的理想体重是多少 049

69. 高脂血症患者饮食上要注意什么 049

70. 哪些食物能降血脂 049

71. 高脂血症患者能吃蛋黄吗 050

72. 常用的降脂药物有哪些 050

73. 长期吃降脂药会有哪些副作用 051

74. 使用降脂药物应注意哪些问题 052

75. 血脂正常的冠状动脉粥样硬化性心脏病患者为什么也要服用汀类药物 053

76. 人们对高脂血症的最常见误区有哪些 054

77. 高脂血症就是血黏度高吗 055

78. 高脂血症会遗传吗 055

第3章　冠状动脉粥样硬化性心脏病

概　述 058

79. 冠状动脉粥样硬化性心脏病是怎么回事 058

80. 动脉粥样硬化的发生发展过程是怎样的 058

81. 冠状动脉粥样硬化性心脏病是怎么形成和发展的 059

82. 冠状动脉粥样硬化性心脏病到底是哪些血管出了问题 060

83. 心脏那里不舒服就一定是心脏病吗 061

84. 哪些人容易得冠状动脉粥样硬化性心脏病 061

85. "三高" 的人容易得冠状动脉粥样硬化性心脏病吗 062

86. 为什么绝经后女性容易得冠状动脉粥样硬化性心脏病 062

87. 冠状动脉粥样硬化性心脏病的发病和气候有关系吗 062

88. 为什么冠状动脉粥样硬化性心脏病患者一定要有良好的睡眠并休息

好 063

89. 冠状动脉粥样硬化性心脏病、心绞痛、急性心肌梗死、急性冠脉综合征四者有什么关系 063

90. 冠状动脉粥样硬化性心脏病有哪些症状 064

91. 哪些检查可以帮助诊断冠状动脉粥样硬化性心脏病 066

92. 冠状动脉粥样硬化性心脏病如何治疗 066

93. 治疗冠状动脉粥样硬化性心脏病一般要用哪些药物 066

94. 治疗冠状动脉粥样硬化性心脏病必须用他汀类药物吗 067

95. 单纯吃药能治愈冠状动脉粥样硬化性心脏病吗 067

96. 什么样的冠状动脉粥样硬化性心脏病患者需要手术治疗 067

97. 冠状动脉粥样硬化性心脏病患者行冠状动脉支架或冠状动脉搭桥手术的风险大吗 068

98. 冠状动脉粥样硬化性心脏病手术是植入支架好还是搭桥好 068

99. 冠状动脉粥样硬化性心脏病做完支架植入手术或搭桥手术后一定要服用哪些药物 069

100. 冠状动脉粥样硬化性心脏病做完支架植入手术或搭桥手术后必须注意哪些事 069

101. 做支架植入手术或搭桥手术能彻底治疗冠状动脉粥样硬化性心脏病吗 070

102. 冠状动脉粥样硬化性心脏病患者做完支架植入手术和搭桥手术后又堵了怎么办 070

稳定型心绞痛 071

103. 心绞痛有哪些类型 071

104. 什么是稳定型心绞痛 072

105. 稳定型心绞痛的胸痛有何特点 072

106. 哪些部位疼痛一定要注意是不是心绞痛发作 073

107. 心绞痛不发作的时候能检查出来吗 073

108. X 综合征是怎么回事 073

109. 心绞痛患者在饮食方面必须注意哪些事 073

110. 心绞痛如何治疗 074

111. 为什么心绞痛患者要随时备着硝酸甘油含片 075

急性冠脉综合征 075

112. 急性冠脉综合征是怎么回事 075

113. 引起急性冠脉综合征的原因有哪些 075

114. 诱发急性冠脉综合征的危险因素有哪些 076

115. 青少年如何早期发现急性冠脉综合征 077

116. 冠状动脉硬化是如何导致急性冠脉综合征发生的 077

117. 急性冠脉综合征发作前都有哪些先兆信号 078

118. 急性冠脉综合征诊断标准是什么 078

119. 急性冠脉综合征都有哪些并发症 079

120. 急性冠脉综合征如何治疗 079

121. 急性冠脉综合征的患者如何护理 080

122. 急性冠脉综合征患者需长期服药吗 080

123. 急性冠脉综合征患者在饮食方面需要注意哪些事项 081

124. 急性冠脉综合征患者如何进行康复锻炼 081

125. 急性冠脉综合征患者在进行性生活时需要注意哪些事项 082

126. 急性冠脉综合征可以预防吗 082

127. 急性冠脉综合征的典型症状有哪些，个人感觉一样吗 082

128. 急性心肌梗死是怎么回事儿 083

129. 心肌梗死有哪些预兆 083

130. 年轻人发生的心肌梗死有什么特点 084

131. 过度劳累为什么会导致心肌梗死 084

132. 便秘会导致心肌梗死吗 084

133. 暴饮暴食为什么会引起心肌梗死 085

134. 为什么寒冷季节和清晨多发心肌梗死 086

135. 发生心肌梗死前会有哪些预兆 086

136. 心肌梗死有哪些典型症状 086

137. 心肌梗死要注意与哪些疾病区分开 087

138. 为什么心电图正常的人也要注意心肌梗死的发生 087

139. 心肌梗死患者在什么情况下做溶栓治疗，什么情况下做支架植入
手术 088

140. 心肌梗死发作时含服硝酸甘油管用吗 088

141. 心肌梗死患者出院后，应该注意哪些事儿 089

142. 心肌梗死会遗传吗 089

143. 心肌梗死能治好吗，还会再发吗 090

144. 心肌梗死可以预防吗，有没有药物可以用来预防 090

冠状动脉造影及介入治疗 091

145. 什么是冠状动脉造影，与冠状动脉 CT 相比有哪些优势 091

146. 什么是冠状动脉支架，它的发展历史是怎样的 091

147. 冠状动脉支架有什么特点 092

148. 冠状动脉支架都有哪些种类，各有哪些特点 092

149. 冠状动脉支架越贵越好吗 092

150. 经皮冠状动脉腔内血管成形术和冠状动脉支架植入手术是一回事
吗 092

151. 冠状动脉支架植入手术和冠状动脉搭桥手术有什么区别 093

152. 什么情况下可以做冠状动脉支架植入手术 093

153. 什么情况下不建议做冠状动脉支架植入手术 094

154. 为什么大便潜血阳性的患者需谨慎选择冠状动脉支架植入术 094

155. 糖尿病、高血压患者可以做冠状动脉支架植入手术吗 094

156. 患者心肌梗死后做冠状动脉支架植入术的最佳时机是什么时
候 095

157. 做冠状动脉支架植入术前需要做哪些检查和准备 095

158. 做冠状动脉支架植入术的风险大吗 096

159. 为什么冠状动脉支架植入手术前一般选择局部麻醉 096

160. 冠状动脉支架植入手术是如何做的 096

161. 冠状动脉支架植入手术一次最多可以植入几个支架 097

162. 冠状动脉植入支架过程中万一失败了怎么办 097

163. 什么是心脏血管内超声 097

164. 做完冠状动脉支架植入手术，手术一侧的手臂需要注意哪些异常情况 098

165. 放进冠状动脉的支架还能取出来吗 099

166. 植入心脏的支架会移动吗，剧烈运动会不会使支架脱落移位 099

167. 冠状动脉支架植入术后，患者会有哪些不适感 099

168. 冠状动脉支架植入术后出现哪些情况要及时就医 100

169. 冠状动脉植入支架后就可以不吃药了吗 100

170. 冠状动脉粥样硬化性心脏病患者做冠状动脉支架植入手术后，真的就一劳永逸了吗 101

171. 冠状动脉支架植入术后，患者在饮食上要注意哪些事 101

172. 冠状动脉支架植入术后患者睡觉时能用左侧卧位吗？在运动上要注意哪些情况 101

173. 冠状动脉支架植入术后患者多久需要复查一次 102

174. 心脏血管放入支架后，此处血管就不会再狭窄或堵塞了吗 102

175. 做了冠状动脉支架植入术后血管部分再狭窄，此处还能再次植入支架吗 102

176. 冠状动脉支架植入术后患者能做磁共振或 CT 检查吗 103

177. 冠状动脉支架在人体内可以使用多久 103

178. 心脏植入支架后，会影响人的寿命吗 103

179. 冠状动脉支架植入术后可以过正常的性生活吗 103

180. 心脏放了支架还能做心肺复苏吗 104

181. 冠状动脉支架植入术后，服药后复查大便潜血阳性怎么办 104

182. 为什么有的患者造影后没有直接放支架，而是建议做运动平板心电图或同位素心肌灌注显像检查呢 104

冠状动脉搭桥术 105

183. 冠状动脉搭桥手术是怎么回事 105

184. 冠状动脉搭桥手术大概流程是怎样的 105

185. 冠状动脉搭桥手术后何时可以下地活动，需要住几天院 106

186. 做冠状动脉搭桥手术出院后是否可以坐飞机 107

187. 冠状动脉搭桥术后过安检，身体里的钢丝和起搏器导线是否会有影响呢 107

188. 冠状动脉搭桥术后是否需要服用药物 107

189. 冠状动脉搭桥手术以后就不会再发生心绞痛和心肌梗死了吗 107

190. 冠状动脉搭桥手术后没有搭桥的血管病变加重或者桥又堵了，同时还有心绞痛复发，怎么办 108

191. 做冠状动脉搭桥手术从腿部取血管后为什么会肿胀，如何处理 108

192. 冠状动脉搭桥术后除了刀口周围，为什么其他地方比如肩、颈、背部、胸壁、两肋下等地方都有疼痛和不适的感觉呢 108

193. 冠状动脉搭桥术后哪些动作不能做 109

194. 冠状动脉搭桥术后可以饮酒和抽烟吗 109

195. 冠状动脉搭桥术后什么时候可以洗澡 109

196. 冠状动脉搭桥术后能否做磁共振和 CT 检查 110

197. 冠状动脉搭桥术后为何口渴得厉害还不能喝水 110

198. 做了冠状动脉搭桥术出院以后怎么掌握饮水量 110

199. 冠状动脉搭桥术后什么时候可以正常饮水 110

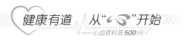
200. 冠状动脉搭桥术后如何判断饮水过量 ……… 111

第4章　心律失常

概　述 ……… 114

201. 什么是窦性心律 ……… 114

202. 正常情况下人的心跳是多少 ……… 114

203. 什么是窦房结内游走性心律 ……… 114

204. 心律失常是怎么回事，都有哪些发生机制 ……… 115

205. 心律失常都有哪些类型 ……… 115

206. 心律失常和心律不齐是一回事吗 ……… 116

207. 引起心律失常的原因有哪些 ……… 117

208. 情绪波动大或者脾气大的人容易得心律失常吗 ……… 118

209. 出现了心律失常就一定很危险吗 ……… 118

210. 心律失常患者都会有哪些表现 ……… 119

211. 诊断心律失常的检查方法有哪些 ……… 119

212. 植入性心电记录仪是如何捕捉心律失常的 ……… 120

213. 为什么鉴别心律失常的不同类型重要而复杂 ……… 121

214. 心律失常的治疗原则是怎样的 ……… 121

215. 心律失常的治疗方法有哪些 ……… 121

216. 哪些心律失常患者可以服用药物治疗 ……… 122

217. 治疗心律失常的手术方法有哪些 ……… 123

218. 心律失常患者手术后需要注意哪些事项 ……… 124

219. 心律失常手术治疗后还会复发吗 ……… 124

220. 心律失常患者在日常生活中需要注意哪些事 ……… 125

221. 心律失常可以预防吗 ……… 125

222. 心律失常会遗传吗 ……… 126

223. 突发恶性心律失常该如何急救 126

224. 心律失常患者可以坐飞机吗 126

225. 心律失常患者都存在哪些治疗认识上的误区 127

心脏早搏 127

226. 什么是心脏早搏 127

227. 心脏为什么会出现早搏 128

228. 心脏发生早搏就一定是心脏病吗 128

229. 正常人和心脏病患者谁更容易出现心脏早搏 129

230. 为什么高血压患者容易出现心脏早搏 129

231. 为什么早上起床后容易出现心脏早搏 129

232. 心脏出现早搏前会有哪些特别的感觉 129

233. 心脏早搏会引起心脏停跳吗 130

234. 心脏发生早搏时每个人的感觉和症状都一样吗 130

235. 如何发现和诊断心脏早搏 130

236. 如何判断心脏早搏是生理性的还是病理性的 131

237. 心脏出现早搏就一定很危险吗 131

238. 心脏发生早搏会产生哪些危害 132

239. 心脏早搏都必须治疗吗 132

240. 心脏早搏患者需要终身药物治疗吗 132

241. 心脏早搏在什么情况下可以进行手术治疗 133

242. 导管射频消融术治疗心脏早搏成功率如何，风险大吗 133

243. 如何预防心脏早搏的发生 134

244. 心脏早搏会遗传吗 134

心动过速 135

245. 什么是心动过速 135

246. 引起心动过速的原因有哪些 135

247. 心动过速有哪些症状 136

248. 心动过速的危害有哪些 ……… 136

249. 该如何检查出心动过速 ……… 136

250. 窦性心动过速需要治疗吗 ……… 136

251. 什么是阵发性室上性心动过速 ……… 137

252. 室上性心动过速发作时怎么终止 ……… 137

253. 室上性心动过速吃药能治好吗 ……… 138

254. 孕妇发作室上性心动过速时怎么治疗 ……… 139

255. 什么是预激综合征 ……… 139

256. 什么是房性心动过速 ……… 139

257. 什么是房室交界区性心动过速 ……… 140

258. 什么是室性心动过速 ……… 140

259. 引起室性心动过速的原因有哪些 ……… 141

260. 为什么对室性心动过速进行危险分层很重要 ……… 141

261. 室性心动过速该如何治疗 ……… 141

262. 什么是治疗室性心动过速的埋藏式心律转复除颤器疗法 ……… 142

263. 如何正确认识埋藏式心律转复除颤器治疗 ……… 143

264. 哪些室性心动过速患者适合做埋藏式心律转复除颤器植入 ……… 144

265. 特发性室性心动过速可以根治吗 ……… 144

266. 室性心动过速可以预防吗 ……… 145

267. 室性心动过速患者平时生活中应该注意哪些事 ……… 145

心房颤动（房颤） ……… 146

268. 心房颤动是怎么回事 ……… 146

269. 引起心房颤动的原因有哪些 ……… 146

270. 为什么高血压患者更容易出现心房颤动 ……… 147

271. 为什么缺氧容易导致心房颤动 ……… 147

272. 为什么饮酒容易诱发心房颤动 ……… 148

273. 肥胖与心房颤动的发生有关系吗 ……… 148

274. 心房颤动与睡眠呼吸暂停有关系吗 149

275. 出现哪些症状时要警惕心房颤动的发生 149

276. 为什么心房颤动发作时会感到尿频呢 150

277. 心房颤动患者做检查时有什么诀窍 150

278. 如何在早期自我发现心房颤动 150

279. 心房颤动发生时一定会有心悸的感觉吗 151

280. 突发心房颤动该怎么办 151

281. 心房颤动患者可以运动吗 152

282. 心房颤动会发生哪些危害 152

283. 心房颤动分为哪几种类型 153

284. 心房颤动如何治疗 154

285. 预防心房颤动引发的脑中风的药物有哪些 154

286. 为什么服用华法林需要反复抽血 155

287. 哪些药物会影响华法林的疗效 155

288. 服用华法林的患者为什么要忌口 156

289. 服用华法林时如何留意出血并发症 156

290. 新型口服抗凝药的优势和劣势有哪些 157

291. 能不能用阿司匹林片来预防心房颤动引起的中风 157

292. 心房颤动患者需要长时间吃抗凝药吗 158

293. 使用导管消融术治疗心房颤动安全吗 158

294. 导管消融术治疗心房颤动会出现哪些并发症 159

295. 心房颤动手术会留下后遗症吗 159

296. 心房颤动患者为什么要做食管超声检查 160

297. 心房颤动术前需要停药吗 160

298. 心房颤动术后要注意哪些事 160

299. 心房颤动通过手术治疗能根治吗 161

300. 如何预防心房颤动的复发 161

301. 心房颤动患者在饮食上应该注意哪些问题 162

302. 心房颤动患者可以喝咖啡或喝茶吗 162

303. 心房颤动会遗传吗 162

304. 心房颤动患者有哪些认识误区 163

305. 什么是左心耳封堵术 163

306. 左心耳封堵术的适应证有哪些 164

307. 左心耳封堵术安全吗 164

308. 左心耳封堵术要做多久 164

309. 左心耳封堵术是怎样做的 164

310. 左心耳封堵术后并发症有哪些 165

311. 左心耳封堵术可以预防脑梗死吗 165

312. 左心耳封堵术需要多少钱 165

313. 左心耳封堵术后还需要口服抗凝药吗 165

心动过缓 166

314. 什么叫心动过缓 166

315. 什么叫窦性停搏 166

316. 什么叫窦性心动过缓 167

317. 什么叫慢－快综合征 167

318. 什么叫快－慢综合征 167

319. 引起心动过缓的原因有哪些 167

320. 心动过缓有哪些症状 168

321. 心动过缓的危害有哪些 168

322. 该如何检查出心动过缓 169

323. 心动过缓的治疗原则有哪些 170

324. 心动过缓的预后怎么样 170

325. 心动过缓时日常需注意的事项有哪些 171

326. 锻炼可以治愈心动过缓吗 171

327. 如何预防心动过缓 171

328. 心动过缓可以用药物治疗吗 172

传导阻滞 172

329. 什么叫传导阻滞 172

330. 引起传导阻滞的原因有哪些 172

331. 什么叫窦房阻滞 173

332. 什么叫房室传导阻滞 174

333. 房室传导阻滞分为几度 174

334. 房室传导阻滞的治疗原则有哪些 174

335. 什么叫室内传导阻滞 175

336. 室内传导阻滞的治疗原则有哪些 175

337. 传导阻滞可以用药物治疗吗 175

338. 传导阻滞的日常注意事项有哪些 176

339. 传导阻滞的预后怎么样 176

心脏射频消融术 177

340. 什么是心脏射频消融术 177

341. 心脏射频消融术的适应证有哪些 177

342. 心脏射频消融术的成功率有多高 178

343. 心脏射频消融术有什么优势 178

344. 心脏射频消融术的费用是多少 178

345. 心脏射频消融术是小手术还是大手术 178

346. 心脏射频消融术是否需要给患者打麻药 179

347. 患者进行心脏射频消融术时会感到疼痛吗 179

348. 术前有哪些注意事项 179

349. 术中有哪些注意事项 180

350. 术后有哪些注意事项 180

351. 做心脏射频消融术大概需要多少时间 181

352. 心脏射频消融术有哪些并发症 ……… 181

353. 心脏射频消融术对心脏有伤害吗 ……… 181

354. 心脏射频消融术可能引起的后遗症有哪些 ……… 182

355. 心脏射频消融术后心律失常会复发吗 ……… 182

356. 心脏射频消融术后怀孕对孩子有影响吗 ……… 182

起搏器植入术 ……… 183

357. 什么是心脏起搏器 ……… 183

358. 有哪些类型的心脏起搏器 ……… 184

359. 哪些心血管病患者应该植入起搏器 ……… 184

360. 心跳不慢为什么有时也要植入心脏起搏器 ……… 185

361. 术前有哪些注意事项 ……… 185

362. 术中有哪些注意事项 ……… 186

363. 术后有哪些注意事项 ……… 186

364. 植入起搏器可能会发生哪些并发症 ……… 187

365. 植入心脏起搏器的患者能坐飞机吗 ……… 187

366. 植入心脏起搏器的患者能做磁共振检查吗 ……… 187

367. 植入心脏起搏器的患者能做 CT 检查吗 ……… 188

368. 植入心脏起搏器后是不是不用吃药了 ……… 188

369. 植入心脏起搏器后，在饮食上需要注意些什么 ……… 188

370. 植入心脏起搏器后，睡觉时只能采用平卧位吗 ……… 189

371. 植入心脏起搏器后，在运动上要注意什么 ……… 189

372. 植入起搏器后应该多长时间进行复查 ……… 190

373. 植入起搏器后应复查哪些相关指标 ……… 190

374. 心脏起搏器多长时间需要更换 ……… 190

375. 有预防心力衰竭患者心源性猝死的心脏起搏器吗 ……… 190

376. 心脏再同步化治疗对心力衰竭的治疗效果如何 ……… 191

第5章　心肌病

377. 什么是心肌病 ……… 194

378. 心肌病的类型有哪些 ……… 194

379. 什么是扩张型心肌病 ……… 194

380. 扩张型心肌病的症状有哪些 ……… 195

381. 什么是肥厚型心肌病 ……… 195

382. 肥厚型心肌病的症状有哪些 ……… 195

383. 心肌病与遗传因素有关吗 ……… 196

384. 心肌病会造成哪些严重的危害 ……… 196

385. 哪些人是心肌病的高危人群 ……… 196

386. 为什么不同人群的心肌病还都不太一样呢 ……… 197

387. 心肌病的症状有哪些 ……… 197

388. 如何诊断心肌病 ……… 197

389. 如何治疗心肌病 ……… 198

390. 心肌病会诱发猝死吗？如何预防 ……… 198

391. 心肌病患者需要终身用药吗 ……… 199

392. 为什么心肌病的手术风险要大一些 ……… 200

393. 为什么心肌病术后的护理非常重要 ……… 200

394. 心肌病可防可治吗 ……… 201

395. 什么是缺血性心肌病 ……… 201

396. 女性怀孕也可能会诱发心肌病吗 ……… 202

397. 得过围生期心肌病的患者还能再次妊娠吗 ……… 202

398. 酒精性心肌病是喝酒导致的吗 ……… 202

399. 心肌病患者在日常生活中需要注意哪些事 ……… 202

第6章 心脏瓣膜病

400. 什么是心脏瓣膜病 206

401. 心脏及心脏瓣膜的结构是什么样的 206

402. 心脏瓣膜病常见的病因是什么 207

403. 心脏瓣膜病有哪些临床表现 207

404. 心脏瓣膜病是如何诊断的 208

405. 心脏瓣膜病是如何治疗的 208

406. 心脏瓣膜病有哪些手术方式 209

407. 什么是心脏瓣膜成形术 209

408. 做心脏瓣膜成形术需要多少费用 209

409. 心脏瓣膜成形术的适应证有哪些 210

410. 心脏瓣膜成形术有什么风险 210

411. 心脏瓣膜置换术后需要长期服药吗 210

412. 什么是瓣膜置换术 210

413. 什么是经导管主动脉瓣置换术 211

414. 哪些患者可以施行经导管主动脉瓣置入术 211

415. 经导管主动脉瓣置入术是从哪里入路的 212

416. 经导管主动脉瓣置入术治疗有何优点 212

417. 经导管主动脉瓣置入术治疗的并发症有哪些 212

418. 经导管主动脉瓣置入术的手术费用需要多少 212

419. 经导管主动脉瓣置入术后要注意些什么 213

420. 什么是风湿性心脏病 213

421. 风湿性心脏病分几种 213

422. 风湿性心脏病是由什么原因引起的 214

423. 哪些年龄段易发风湿性心脏病 214

424. 风湿性心脏病有哪些临床表现 215

425. 风湿性心脏病早期有哪些典型症状 215

426. 如何检查风湿性心脏病 216

427. 风湿性心脏病是如何诊断的 217

428. 风湿性心脏病饮食有哪些禁忌 217

429. 风湿性心脏病的治疗方法有哪些，该如何选择 218

430. 风湿性心脏病可以用哪些药物进行治疗 218

431. 风湿性心脏病患者手术治疗需要符合什么条件 219

432. 风湿性心脏病手术治疗风险大吗 219

433. 如何预防风湿性心脏病 220

434. 风湿性心脏病患者在生活中应注意些什么 221

435. 风湿性心脏病会引起心律失常吗 221

436. 风湿性心脏病与中风有联系吗 222

437. 风湿性心脏病有哪些危害 222

438. 风湿性心脏病可以根治吗 223

439. 风湿性心脏病会遗传吗 223

440. 心脏不好会得风湿性心脏病吗 223

441. 风湿性心脏病对怀孕有影响吗 224

442. 儿童也会患风湿性心脏病吗 224

第7章　先天性心脏病

443. 什么是先天性心脏病 228

444. 先天性心脏病的分类 228

445. 先天性心脏病的病因有哪些 228

446. 如何判断小孩心脏不好 229

447. 先天性心脏病有哪些临床表现 229

448. 先天性心脏病的危害 230

449. 先天性心脏病的并发症有哪些 230

450. 如何诊断先天性心脏病 230

451. 先天性心脏病有哪些治疗方法 231

452. 先天性心脏病能根治吗，治愈率有多高 231

453. 先天性心脏病可以治愈吗 232

454. 妇女妊娠时该如何预防小孩患先天性心脏病 232

455. 该如何选择先天性心脏病手术时机 232

456. 先天性心脏病患者的寿命一般为多少年 233

457. 先天性心脏病患者在生活中应该注意些什么 233

第8章   心力衰竭

458. 心力衰竭是怎么回事 236

459. 心力衰竭是如何发生的 236

460. 心力衰竭会遗传吗 237

461. 冠状动脉粥样硬化性心脏病与心力衰竭有关系吗 238

462. 感冒会引起心力衰竭吗 238

463. 心力衰竭都有哪些类型 239

464. 心力衰竭有哪些表现 239

465. 心力衰竭患者会头晕吗 240

466. 脚肿是因为心力衰竭吗 240

467. 心力衰竭的严重程度是如何划分的 240

468. 左心衰竭和右心衰竭的症状表现有什么不同 241

469. 心力衰竭的确诊需要做哪些检查 242

470. 6分钟步行试验有什么作用？ 242

471. 心力衰竭和呼吸衰竭如何区分 243

472. 心力衰竭的严重后果是什么 243

473. 心力衰竭该如何治疗呢 243

474. 治疗慢性心力衰竭的药物有哪些 245

475. 心力衰竭患者需要终身服药吗 245

476. 心力衰竭患者装起搏器有用吗 246

477. 心力衰竭可以手术治疗吗 246

478. 心力衰竭手术治疗的风险大吗 247

479. 心力衰竭患者生活方式如何处理 247

480. 心力衰竭患者需要注意哪些事 248

481. 心力衰竭患者在饮食上要注意什么 249

482. 心力衰竭患者可以吸烟饮酒吗 249

483. 心力衰竭患者可以进行性生活吗 250

484. 心力衰竭患者该如何正确饮水 250

485. 心力衰竭患者应选择什么样的卧位 250

486. 心力衰竭患者对环境有哪些要求 251

487. 心血管病患者为何不能长期卧床 252

488. 心血管病患者排便应注意什么 252

489. 心力衰竭患者为什么要经常测体重 252

490. 心力衰竭患者怎样安排休息与运动 253

491. 心情不好与心力衰竭有关系吗 254

492. 心力衰竭患者该如何锻炼 254

493. 运动锻炼对心力衰竭患者有哪些益处 254

494. 如何预防心力衰竭的发生 255

495. 小儿也会得心力衰竭吗 255

496. 心力衰竭的患者可以喝牛奶吗 255

497. 心力衰竭患者如何安全度过冬天 256

498. 心力衰竭患者的常见并发症有哪些 256

499. 心力衰竭患者可以从事哪些劳动 257

500. 心力衰竭可以根治吗 258

第**1**章

高血压

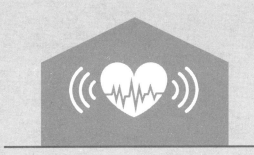

1 什么是血压？

血压是指血液在血管内流动时作用于单位面积血管壁的侧压力，它是推动血液在血管内流动的动力。在不同血管内被分别称为动脉血压、毛细血管压和静脉血压，通常所说的血压是指体循环的动脉血压。

2 血压为何忽高忽低？

血压值并非固定不变，而是存在波动的。一天中清晨血压偏高，夜晚相对较低；季节及情绪变化也会引起血压波动，夏天血管扩张，血压偏低，冬天血管收缩，血压增高；剧烈运动后，收缩压经常升高 20mmHg。此外，还需排除白大衣高血压、继发性高血压（如原发性醛固酮增多症、嗜铬细胞瘤等），也需排除服用短效降压药导致的血压忽高忽低、控制不好的情况。

3 什么是高血压？

高血压是指以体循环动脉血压（收缩压和／或舒张压）增高为主要特征（收缩压≥140mmHg，舒张压≥90mmHg），可伴有心、脑、肾等器官的功能或器质性损害的临床综合征。高血压是最常见的慢性病，也是心脑血管病最主要的危险因素。正常人的血压随内外环境变化在一定范围内波动。就整体人群而言，血压水平随年龄逐渐升高，收缩压更为明显，但 50 岁后舒张压呈现下降趋势，脉压也随之加大。近年来，随着人们对心血管病多重危险因素的作用以及心、脑、肾靶器官保护的认识不断加深，高血压的诊断标准也在不断调整，例如美国新指南把高血压的诊断标准从多年采用和公认的收缩压 ≥140mmHg 和（或）舒张压 ≥90mmHg 突然降至收缩压 ≥130mmHg 和（或）舒张压 ≥80mmHg。

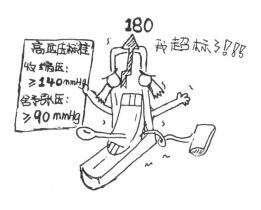

4 血压控制到多少为宜 ?

《中国高血压防治指南》（2018 年修订版）建议：不考虑心血管风险水平的情况下，仍将 <140/90mmHg 作为所有高血压患者的初步治疗目标，若患者能耐受，多数血压应控制在 <130/80mmHg；大多数 <65 岁的高血压患者，血压应控制在 120 ～ 129mmHg 范围内（但需密切监测不良反应）；对于 65 ～ 80 岁的高血压患者建议血压控制在 130 ～ 139mmHg 内，对于 80 岁以上的高龄患者若患者耐受良好，血压应控制在 130 ～ 139mmHg 内，无论其心血管危险程度如何，均应将舒张压控制在 <80mmHg。

5 高血压都有哪些类型 ?

临床上高血压可分为两类：（1）原发性高血压是一种以血压升高为主要临床

表现而病因尚未明确的独立疾病，该病患者占所有高血压患者的90%以上。
（2）继发性高血压又称为症状性高血压，这类疾病病因明确，高血压只是该种疾病的临床表现之一，血压可暂时性或持续性升高。

6 什么是血压"晨峰"现象？

人体由睡眠状态转为清醒并开始活动时，血压从相对较低水平迅速上升至较高水平，这种现象即为血压"晨峰"现象。

7 引起高血压的原因有哪些？

引起高血压的原因可分为原发性和继发性两大类。

（1）引发原发性高血压的原因有：

①遗传。高血压是一种具有遗传因素的疾病，根据临床调查分析，有将近33%的高血压患者是由遗传病因导致的。如果既有家族病史，又有不良嗜好，更容易诱发血压升高。

②年龄。发病率有随年龄增长而增高的趋势，40岁以上的人发病率高。通常年龄比较大的人是高血压发病的高危人群，这是临床上常见的一种现象。一般来说，年纪越大的人患上高血压的危险越大，很多中老年人是十分容易受到高血压的侵害的。由此可见，年龄是与高血压的发病具有紧密关系的因素。

③性别。从青春期开始，男性血压倾向于一个较高的平均水平。这种差异在青年人和中年人中最为明显。中年女性高血压患者所占比率有所变化，原因是部分中年男性高血压患者过早死亡，且死亡率较高。

④体重。肥胖者发病率高，大多数高血压患者，脂肪都比较多。人体的肥胖可以使得脂肪的含量加大，对身体本身就会造成很大的负担，而且体重的增加，会对心脏造成更大的负荷，血容量的增加也会导致血管的阻力增加。所以，

肥胖对于高血压的发病有不可忽略的作用。

⑤食盐。摄入食盐多者，高血压发病率高，每日摄入食盐 20g，发病率为 30%。所以，摄入过多的盐也是导致高血压的因素之一。此外，钾和钙食量过低，优质蛋白质摄入不足，也被认为是可使血压升高的因素之一。

⑥精神刺激。这是高血压患者中农村老年人没有城市老年人多的重要原因之一。在农村噪音污染是很少见的，并且农民的生活很简单，很自由，他们没有在大城市里谋生活的压力，精神上就比较放松，患高血压的概率就小了，而且脑力劳动的人比体力劳动的人更易患高血压。精神压力大，体内的儿茶酚胺分泌增多，它们会引起血管的收缩，心脏负荷加重，引发高血压。所以，我们要学会放松自己，选择安静一点的生活环境。

⑦吸烟。吸烟是很多疾病的诱发因素，其中之一就是诱发高血压。长期吸烟会引起小动脉持续收缩，使小动脉硬化，引起血压升高。据测：吸两支烟，10分钟后，肾上腺素和去甲肾上腺素分泌增加，从而使心跳加快，收缩压和舒张压均升高。吸烟者易患恶性高血压，而且烟叶中的尼古丁会影响降压药的疗效，不利于高血压的治疗。

⑧饮酒。饮酒量与血压之间存在剂量—反应的关系，随着饮酒量的增加，收缩压和舒张压也逐渐升高，长期这样，高血压发病率增大。过度饮酒还会导致中风。我国高血压防治指南建议男性每日饮酒不超过 25g（约 1 两白酒），女性应不超过 20g。

⑨避孕药。服避孕药妇女血压升高发生率及程度与服用时间长短有关。35岁以上易出现血压升高的情况。口服避孕药引起的高血压一般为轻度，可逆转，在终止服用避孕药 3～6 个月后血压常恢复正常。

⑩阻塞性睡眠呼吸暂停综合征（OSAS）。这是指睡眠期间反复发作性呼吸暂停。OSAS 患者常伴有重度打鼾，其病因主要是上呼吸道咽部肌肉收缩或狭窄、腺样体和扁桃体组织增生、舌根部脂肪浸润后垂以及下腭畸形，阻塞性睡眠呼吸暂停综合征患者 50% 有高血压，血压高度与阻塞性睡眠呼吸暂停综合征病程有关。

（2）继发性高血压的原因有：

①肾脏疾病。患肾小球肾炎、慢性肾盂肾炎、先天性肾脏病变、继发性肾脏病变、肾动脉狭窄、肾肿瘤等疾病。

②内分泌疾病。皮质醇增多症、嗜铬细胞瘤、原发性醛固酮增多症、肾上腺性变态综合征、甲状腺功能亢进、甲状腺功能减退、甲状旁腺功能亢进、垂体前叶功能亢进、绝经期综合征。

③心血管病变。主动脉瓣关闭不全、完全性房室传导阻滞、主动脉缩窄、多发性大动脉炎。

④颅脑病变。脑肿瘤、脑外伤、脑干感染。

⑤其他。妊娠高血压综合征；红细胞增多症；药物，包括糖皮质激素、拟交感神经药、甘草等。

8 哪些药物会引起高血压 ❓

引起高血压的药物有很多：第一类是激素类，如长期服用地塞米松可以引起高血压；第二类是避孕药，它是可以明确引起高血压的；第三类是止痛药，如消炎痛等；其他还有肾上腺素。这些都可以引起高血压。

9 睡眠不好与高血压有关吗 ❓

在日常生活中，我们常常能够听到这样的说法，"昨天晚上没有睡好，起来的时候觉得头晕，结果一测，血压升高了"；再有就是，"我最近血压升高了，导致晚上睡不着了"。很多人会有疑问：高血压与睡眠到底有什么关系呢？现在我们来讲述睡眠与高血压的关系。

（1）睡眠性高血压的发病原因。

睡眠时呼吸暂停的患者会因为慢性缺氧而影响睡眠的质量，导致浅睡眠多，深睡眠少，这样就会造成血压在晚上不能够充分下降，长此以往，最终造成人体的机制发生变化，进而导致血压的升高。

（2）睡眠结构影响血压。

在休息和运动的过程中，根据不同的生理需求，动脉血压会发生变化。血压在一天之中会发生昼夜不同的变化，通常血压在晚上下降，早上开始上升，夜晚入睡后血压就会开始逐渐下降，在沉睡时达到最低值。因此说，睡眠的结构是可以影响血压的。

（3）高血压可以导致睡眠质量差。

人患了高血压若不及时治疗，会出现头痛、头晕、耳鸣、注意力不集中、记忆力减退、四肢麻木、易怒等症状，这也就会造成患者的睡眠质量差，患者容易出现入睡比较困难、睡眠时容易醒、睡眠时噩梦不断、晚上睡眠质量差、白天不解乏等症状。

以上就是高血压和睡眠的关系，不好的睡眠会导致高血压的发生，反过来，高血压又会加重睡眠质量的恶化，形成恶性循环。如果患有高血压，一定要及时调整自己的睡眠，如果出现了睡眠障碍，就要及时到医院检查。

10 贫血的人是不是不会得高血压 ?

不是。贫血的人依然会得高血压，因为贫血与否，与高血压并无关系。贫血是指血液内血红蛋白总量低；血压是血液在血管内流动时，作用于血管壁的压力，是推动血液在血管内流动的动力。

11 哪些人容易得高血压 ?

根据高血压发生的原因，目前认为以下人群容易得高血压。

（1）肥胖者。肥胖往往伴随着三高，这是大家的共识。当一个人肥胖之后，体内的脂肪会堆积，堆积在五脏六腑内，也堆积在血管内。血管如一条小河，年轻时是没有杂质的，清澈的，当河里堆满了脂肪类垃圾，河道便开始变小、堵塞，从而导致血管压力增大，就容易得高血压。

（2）经常暴怒者、精神紧张者。有的人经常暴怒，别人说了一句话，本来可以平和地一带而过，但暴怒者却脾气大发。暴怒者在发火的时候，血液上涌，头部的压力增强，长期发怒就容易得高血压，所以我们要控制自己的情绪。

（3）压力过大人群。现代人的压力很大，人到了中年，压力特别大，包括房贷、车贷、教育、医疗、孩子、老人，这些压力给人形成精神上的负担，时间久了，就容易得高血压。

（4）经常抽烟者。一直说香烟有害，但仍有很多人抽烟。烟含有几百种有害物质，抽烟伤害身体。测量高血压患者的血压时，会发现抽烟后的血压比抽烟前的高 10 ～ 20mmHg，所以建议人们戒烟。

（5）经常酗酒者。酒使人兴奋，也使血压升高，有的酗酒者更是如此，有的高血压患者嗜酒如命。在生活中，经常有个错误的观念，就是有的人发现喝了酒后血压反而降下来了，于是以为喝酒能降血压。这是因为血管在酒精的刺激下张开来，如果不喝，血压立即上去。这会导致恶性循环，所以人年轻时就得控制饮酒，不能上瘾。

（6）遗传和不良习惯。高血压也会遗传，很多遗传性高血压患者得终身服药。遗传性高血压也许与家庭成员的共同的不良生活习惯相关，比如吃菜喜欢太咸，喜欢熬夜，建议改变不良习惯。

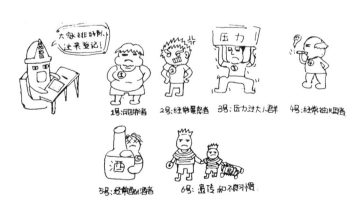

12 女性绝经后易得高血压吗 ❓

是的。女性绝经期后整个生理状况都发生了很大的变化，包括雌激素水平的下降。这种情况与血管变化也有很大关系，有可能和动脉硬化有关。所以说女性绝经后高血压的发病率可能会增高。

13 高血压会遗传吗 ❓

高血压具有明显的家族聚集性，也有明显的遗传倾向，如果父母均有高血压，那么子女的发病率会明显增高。据统计，有 60%～70% 的高血压患者有明显的高血压家族史。

14 高血压如何确诊 ❓

现在国际公认的定义为：高血压是指未服用抗高血压药物的情况下，在同一天测 3 次血压，收缩压≥140mmHg 和（或）舒张压≥90mmHg；或者既往有高血压病，现正在服药，虽血压＜140/90mmHg，仍可诊断为高血压。

15 高血压是如何分级的 ❓

根据血压升高的不同，高血压分为 3 级：

临界高血压：收缩压 140～150mmHg，舒张压 90～95mmHg。

1 级高血压（轻度）：收缩压 140～159mmHg，舒张压 90～99mmHg。

2 级高血压（中度）：收缩压 160～179mmHg，舒张压 100～109mmHg。

3 级高血压（重度）：收缩压≥180mmHg，舒张压≥110mmHg。

单纯收缩期高血压：收缩压≥140mmHg，舒张压正常。

⑯ 高血压有哪些不适症状 ❓

高血压症状主要有头痛、头晕、头昏、头涨等，严重者可出现气喘、呼吸困难、浮肿、视力障碍、恶心、呕吐、偏瘫、少尿、胸痛等并发症症状。但有典型症状者不多，很多高血压均无症状，甚至收缩压高达 200mmHg 以上，临床无症状或症状轻微者也不少见。

（1）头晕。头晕为高血压最多见的症状。有些是一过性的，常在突然下蹲或起立时出现，有些是持续性的。头晕是主要痛苦所在，其头部有持续性的沉闷不适感，严重的会妨碍思考、影响工作，对周围事物失去兴趣。当出现高血压危象或椎 - 基底动脉供血不足时，可出现与内耳眩晕症类似的症状。

（2）头痛。头痛亦是高血压常见症状，多为持续性钝痛或搏动性胀痛，甚至有炸裂样剧痛。常在清晨睡醒时发生，起床活动及饭后逐渐减轻。疼痛部位多在额部两旁的太阳穴和后枕部。

（3）烦躁、心悸、失眠。高血压病患者性情多较急躁，遇事敏感，易激动。心悸、失眠较常见，失眠多为入睡困难或早醒、睡眠不实、噩梦纷纭、易惊醒。这与大脑皮层功能紊乱及自主神经系统功能失调有关。

（4）注意力不集中，记忆力减退。早期症状大多不明显，但随着病情发展逐渐加重。因令人苦恼，故常成为促使患者就诊的原因之一，表现为注意力容易分散，近期记忆减退，常常很难记住近期的事情，而对过去的事如童年时代的事情却记忆犹新。

（5）肢体麻木。常见手指、脚趾麻木或皮肤有蚁行感或项背肌肉紧张、酸痛。部分患者常感手指不灵活。一般经过适当治疗后可以好转，但若肢体麻木较顽固，持续时间长，而且固定出现于某一肢体，并伴有肢体乏力、抽筋、跳痛时，应及时到医院就诊，预防中风发生。

（6）出血。较少见。由于高血压可致动脉硬化，使血管弹性减退，脆性增加，故容易破裂出血。其中以鼻出血多见，其次是结膜出血、眼底出血、脑出血等。据统计，在大量鼻出血的患者中，大约80%为高血压患者。

17 高血压会产生哪些危害 ❓

患了高血压，没有感觉并不代表没有危害。高血压病初期，一些身体的症状不易被发现，如全身细小动脉痉挛，随着病情的发展，细小动脉渐渐发生硬化。中等及大动脉出现内膜脂质沉积，形成粥样硬化斑块和血栓。这种变化多发于冠状动脉、脑动脉、肾动脉，所以说高血压没有症状，不代表没危害，它会慢慢破坏患者的心、脑、肾等器官，堪称健康"隐形杀手"。

临床数据显示，青壮年高血压患者当中，约有50%是无症状的，或出现偶尔头晕、头痛等不典型症状，很多人不知道自己已经得病，因而不重视，再加上一天到晚忙工作、照顾家庭，常会拖到病情恶化时才就医。但这时心、肾功能往往已经受到损害，甚至出现中风、心肌梗死等症状，导致残疾、死亡等一些后果。

出现高血压症状的患者往往会更自觉地寻求医生的帮助，积极治疗。但无症状的高血压患者即使知道自己患有高血压，依从性也很差，不治疗或者不坚持治疗。无症状高血压患者，尤其是年轻人，应该弄清楚高血压的危害不在于是否有症状，而在于血压的高低是否波动。

如果长期不治疗，高血压的危害会最大化，持续血压高会损害心、脑、肾和主动脉，最终导致脑出血、心力衰竭、肾功能衰竭等严重并发症，严重影响健康甚至危及生命。

18 高血压对大脑有损伤吗 ❓

有损伤。高血压可以使脑血管痉挛、硬化导致脑细胞缺血缺氧，还可以导致脑梗死及脑溢血。

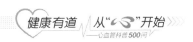

19 为什么说高血压是沉默的杀手 ❓

正因为大部分高血压患者往往没有明显的症状，所以容易被忽视，但高血压的危害却在持续加大，一旦发病就是心肌梗死、脑卒中、肾功能衰竭甚至猝死，所以说高血压是沉默的杀手。

20 怎么测量才能知道自己是否有高血压 ❓

有的人随机测了一次血压，发现血压很高，那么单凭这次测量结果，就诊断为高血压吗？其实不是的。

因为某一次测量的血压只能捕捉到某一个比较短暂的时刻的血压，血压是具有波动性的，所以某一次测量不能代表测血压者的正常血压水平，那么怎样可以确定自己是不是属于高血压呢？一般健康人的血压在一天当中是不一样的。白天血压的波动在比较高的水平，晚上8点以后逐渐下降，直到夜里2点到3点，血压会降到最低谷，而在凌晨的时候血压会急剧上升。一般凌晨到上午8点这个时间段，血压会达到最高峰。过了这个时间段，血压持续波动在较高水平直到下午4点。确诊高血压病是需要反复测血压的，结果总是高的话，那就是高血压。建议在家中进行血压测量，最好在每天的同一个时间段，同一侧肢体的同一个位置保持同一个体位测量。测血压的时候建议在家中，因为家里的环境比较轻松，不会造成白大衣高血压，有的人在医疗环境下，在医生测定患者血压时，会出现短暂的血压升高反应，血压会超过正常值。

21 "白大衣高血压"是怎么一回事 ❓

白大衣高血压是指有些患者在医生诊室测量血压时血压升高，但在家中自测血压或24小时动态血压监测（由患者自身携带测压装置，无医务人员在场）

时血压正常。这可能是由于患者见到穿白大衣的医生后精神紧张，血液中出现过多儿茶酚胺，使心跳加快，同时也使外周血管收缩，阻力增加，产生所谓"白大衣效应"，从而导致血压上升。

22 如何用台式水银血压计测量血压 ？

目前血压计多种多样，有传统的水银柱血压计、新型的全自动电子血压计，有臂式的、腕式的、手指式的，它们在准确度上相差很大，需要注意选择。一般我们推荐使用臂式血压计。现以传统的气囊式水银柱血压计为例，将用法简单描述如下：

将袖带绑于上臂，其下缘要距肘窝 2～3 厘米，不可过紧或过松。将听诊器胸件放在肘部肱动脉搏动处。然后向气袖内充气，待肱动脉搏动消失，再将汞柱升高 2.6～4.0kPa（20～30mmHg）。

此时，气袖内的压力经软组织作用于肱动脉，因其压力超过动脉的收缩期压力，故血管被压扁，已无血液通过此处的血管，所以用听诊器听不到任何声音。

接着由气球阀门处向外缓慢放气，使气袖内压力降低，汞柱缓慢下降。当气袖内的压力等于或稍低于收缩压时，随着心脏收缩射血，血液即可冲开被压扁的动脉而形成涡流，并发出响声。

当听到第一个声音时，血压计所批示的压力数值即为收缩压。继续放气，在气袖内压力低于收缩压而高于舒张压的这段时间内，心脏每收缩一次均可以听到一次声音。当气袖内压力等于或稍低于舒张压时，血流又恢复通畅，涡流消失，则声音突然减弱，很快消失。此时血压计所提示的数值即为舒张压。

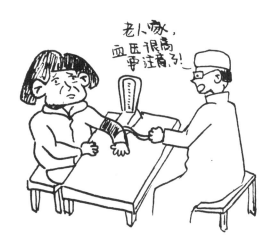

23 测量血压时应注意什么

测量血压时应注意以下几点。

（1）在测压前，患者应保持舒适的体位，背和手臂有支撑，腿勿交叉，右上臂裸露，置于右心房的水平。

（2）被测量者至少安静休息5分钟，在测量前30分钟内禁止吸烟或饮咖啡，排空膀胱。

（3）受试者手臂微曲，和心脏在同一水平，手臂肌肉应放松。袖带下缘至少要在肘窝之上2.5厘米处，听诊器胸件的膜面头应放在靠近或在袖带边缘之下。

（4）袖带快速充气，使气囊内压力达到桡动脉搏动消失后再升高30mmHg；然后以恒定速率缓慢放气，不要快于3mmHg/s。

（5）测压环境不可太冷或闷热（理想温度为20℃～25℃之间）。

（6）精神放松。

（7）袖带下内衣多或毛衣太厚，读数会偏高。上臂衣服袖口或内衣紧压上臂中部，读数会偏低。

测量血压选择左手还是右手

《中国血压测量指南2019》指出正常人一般右上肢血压高于左上肢，相差5～10mmHg，推荐第一次检查时应测量左右上臂血压，当左右上臂血压不一致时采用数值较高侧手臂测量血压值。

 血压计是否需要定期检测呢

需要。使用中的血压计每年至少定期检测一次。

26 **应多久测量一次血压**

很多朋友都惊讶自己的血压怎么高了，那么到底应该多久测量一次血压呢？

（1）不同的人，需要根据不同的周期来监测自己的血压。

（2）健康的成年人，建议至少每年测量1次血压。

（3）糖尿病患者以及血脂异常者，最好每个月测1～2次血压。

（4）肥胖、长期过量饮酒、吸烟、吃饭口味重、有高血压家族史的人，是高血压的易感人群，应每半年测1次血压。

（5）对于已经确诊的高血压患者，更应该坚持定期监测血压。

（6）血压控制稳定者每周选1～2天，早晚各测量1次。

（7）血压未得到控制、波动大，或服药不规律的人，应每天早晚各测1次。

（8）温度变化大，季节交替多测量。

（9）不适时，随时测量。

有家族史或可能患高血压的人群，家里应备血压计，经常测一下，养成定时监测血压的习惯。

提醒：大多数高血压患者没有症状，不量不知道，一量吓一跳。不要等到出

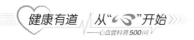
现并发症才发现自己患了高血压。

27 如何选择家用血压计 ?

目前市场上销售的家用全自动电子血压计有三种类型：臂式、腕式、手指式。三种均适用于健康人家庭血压监测。但腕式和手指式不适用于患高血压、糖尿病、高脂血症、动脉粥样硬化及末梢循环障碍的患者。因为其动脉搏动及弹性有差异。手腕、手指与上臂的血压测量值相差较大。老年人及上述患者应选择臂式电子血压计。

选择拥有正规生产及销售国家资质的品牌厂家。现在市面上电子血压计品牌众多，中国针对医疗器械的生产和销售有严格的规定，生产必须具备医疗器械生产许可证，销售必须具有医疗器械注册证号，所以，我们在购买电子血压计前，需要对购买的电子血压计的相关资质进行核对，排除不正规的粗制滥造的电子血压计，这是保证电子血压计产品质量的基础。

28 在家中如何正确测量血压 ?

（1）最佳时间。

测量血压的最佳时间为清晨起床后1小时之内，或者晚上就寝之前。如果清晨测量，请在起床后1小时之内、排尿后、早餐前（如果正服用降压药，那么在服药之前）进行。如果晚上测量建议在就寝前进行。如果是其他时间，在身体和心情都处于稳定状态时测量为好。另外，建议每天在同一时间段进行测量。

（2）正确的测量方法。

尽量采用臂式电子血压计进行测量。

测量时保持安静，将手臂自然伸展平放于桌面，注意绑带跟心脏保持同一水平。

（3）测量注意事项。

①引起血压变化的因素有：动作、精神状态、感情、饮食、饮酒、排尿、排便、会话、环境变化、温度变化、吸烟等。工作时血压最高，下午和晚上逐渐降低，睡眠时血压较低，起床后逐渐升高。

②在家里测量的血压值可能比医院、医疗机构测量的值低。这是因为在医院容易紧张，而在家中放松的缘故。了解在家中通常安定状态下的血压值很重要。

③测量前请至少休息5分钟，请在放松状态下安静不动地测量。请在20℃～25℃的温度下测量。

29 为什么血压在夏天比在冬天要偏低一些

夏季白天人体的收缩压较冬季下降2.4mmHg。这是因为：一方面夏季天气炎热，气温较高，人体的血管扩张，总的外周血管阻力下降；另一方面，高温下人体出汗多，饮水相对少，会导致血容量减少，从而心输出量也就是心脏泵出的血量相对减少。二者共同作用导致夏季的血压相对冬季来说要低一些。

30 高血压患者要做哪些检查

一般需要做下列常规检查。

（1）心电图、超声心动图及X线胸片。确定高血压病患者心脏功能状况，并判断是否有心脏肥大情况，是否存在心肌劳损或合并冠状动脉粥样硬化性心脏病等。

（2）眼底检查。了解小动脉损伤情况，如视网膜小动脉普遍或局部狭窄表示小动脉中度受损；视网膜出血或渗出，或发生视乳头水肿，表示血管损伤程度严重。总之，高血压性视网膜病变能反映高血压的严重程度及客观反映周身小血管病变的损伤程度，眼底检查对临床诊断、治疗及估计预后都有帮助。

（3）尿常规检查。了解有无早期肾脏损害情况，高血压是否由肾脏疾患引起，以及是否伴有糖尿病等。若尿中有大量尿蛋白、红细胞、白细胞、管型，则应考虑慢性肾炎或肾盂肾炎所致的继发性高血压；若仅有少量尿蛋白、少量红细胞，提示可能是原发性高血压所致的肾损害；若发现尿糖，则需进一步查血糖，以判断是否患糖尿病。为了避免误差，留取尿液标本时应使用清洁容器，取清晨第一次尿液（中段尿）并及时送检；女性患者应避开月经期并留中段尿做尿液检查。如果尿蛋白检查呈阴性，还可做尿微量白蛋白、β2微球蛋白测定，其敏感性更高，可以早期发现高血压肾损害，以及早防治。

（4）血液生化检查。检查尿素氮、肌酐、电解质、血脂、血糖、血尿酸、血黏度等，帮助明确高血压是否由肾脏疾病引起，判断高血压对肾脏的影响程度，是否存在某些危险因素及并发症，如高脂血症、糖尿病、高尿酸血症等。

（5）其他检查。24小时动态血压测定能记录昼夜正常生活状态的血压，了解昼夜血压节律，以便合理指导用药时间、剂量，一般患者都需做该项检查。此外，为排除继发性高血压，常需做一些特殊检查，如血浆肾素，醛固酮，血尿儿茶酚胺及其代谢产物，血、尿皮质醇及尿17-羟皮质类固醇，肾上腺B超，CT，磁共振显像，血管多普勒超声颈动脉，肾动脉、脑动脉、血管造影等，这些检查专业性强，最好在专科医生指导下进行。

31 高血压患者为什么要查眼底？

主要是为了检查患者的血管病变程度。高血压性视网膜病变能反映高血压的严重程度及客观反映周身小血管病变的损伤程度，眼底检查对临床诊断、治疗及估计预后都有帮助。

32 怎样进行高血压的一级预防❓

所谓高血压的一级预防，就是指还没有患高血压的人群如何来预防高血压的发生，做到以下几点可以明显降低高血压的发病率。

（1）均衡膳食。均衡膳食除获得均衡、充分营养外，还要保持正常体型，避免肥胖导致的高血压、冠状动脉粥样硬化性心脏病、糖尿病等。食物多样，以谷类为主，同时食用低钠，高钙、钾、镁等食物，这是均衡膳食的基本原则。一般体力及脑力劳动者每日食物种类：谷类 250 ～ 400g，粗细粮搭配；蔬菜 300 ～ 500g，以黄绿色为佳，如胡萝卜、红薯、南瓜、玉米、西红柿、芹菜、韭菜等。有粗有细，有甜有咸，每餐八分饱。

（2）适量运动。按不同年龄、体质、习惯选择不同的运动项目，坚持三个原则——有恒、有序、有度，即长期规律、循序渐进，才能收到最大效果。

（3）戒烟限酒。烟酒可使血压升高，促进血小板聚集，增加血栓形成的危险性，过量饮酒者患高血压的危险性增加 70% ～ 90%，每日饮酒量应限制在 10g 之内。

（4）心理平衡。这是所有高血压的一级预防措施中最重要的一条，血压与情绪的关系极为密切。兴奋过度、情绪低落、焦虑不安、精神紧张、睡眠不足等都会使交感神经紧张，分泌的激素增加，从而使血管持续收缩而使血压上升，高血压患者更为明显。反复受到不良刺激可使血压居高不下，极易诱发脑出血或冠状动脉粥样硬化性心脏病猝死。因此，平时应讲究心理平衡，提高自控能力，避免过度的喜、怒、哀、乐，使心情保持宽松平静，养成良好的睡眠习惯。培养适当的兴趣爱好，如下棋、看书、书法、绘画、种花、养鸟等。

（5）学会自我监测血压。平时要掌握自身血压水平和变化规律。正常血压范围：收缩压 90 ～ 140mmHg，舒张压 60 ～ 90mmHg。如发现异常（在不同时间测定 3 次为准）应找出原因并采取措施。

（6）控制体重。超重和肥胖是导致血压升高的重要因素，而以腹部脂肪堆积为典型特征的中心性肥胖，还会进一步增大高血压等心血管与代谢性疾病的风险，适当减轻体重，减少体内脂肪含量，可显著降低血压。

（7）日常生活中以茶为饮品，除了能预防和改善治疗高血压，还能调节人体机理平衡，增强人体抵抗力，极大地降低由高血压引起的一系列并发症。这类中草药茶主要有罗布麻、决明子等。

医学研究证实：以健康的生活方式为主要内容的高血压的一级预防可使高血压发病率下降55%，脑卒中下降75%，糖尿病下降50%。一项调查表明，我国大量高血压患者从未测过血压，高血压患者的知晓率为46.4%～57.2%，已确诊的高血压患者能够得到正确治疗的仅为23.5%～33%，而其中获得良好控制者仅占4.3%。由此可见，普及高血压病的防治迫在眉睫。这六项措施是高血压的一级预防的基本内容和原则，运作时可依具体情况和个人的生活习惯，在遵守上述原则的前提下灵活掌握、量力而行。

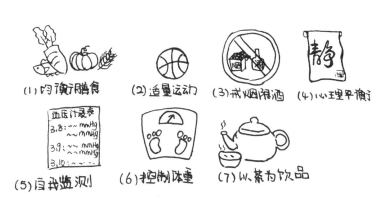

(1) 均衡膳食　(2) 适量运动　(3) 戒烟限酒　(4) 心理平衡

(5) 自我监测　(6) 控制体重　(7) 以茶为饮品

33 怎样进行高血压的二级预防？

所谓高血压二级预防是指对已发生高血压的患者采取措施，预防高血压病情进一步发展和并发症的发生。

（1）一定要落实一级预防的措施。

（2）进行系统正规的抗高血压治疗。

①通过降压治疗使血压降至正常范围内。高血压患者的血压控制到何种程度适宜？一般认为，对已有心脑并发症的患者，血压不宜降得过低，舒张压以86～90mmHg为宜，收缩压约140mmHg，不然病情可能加重。对于没有心脑并发症者，可以降得稍低一些。

②要保护靶器官免受损害。不同的降压药物虽然都能使血压降到同样的水平，但它们对靶器官的影响并不同，如血管紧张素转换酶抑制剂和β受体阻滞剂等，在降压的同时能逆转左心室肥厚，其他降压药物就不具备这种功能。同时，钙拮抗剂心痛定在治疗冠状动脉粥样硬化性心脏病时，可使心肌梗死复发率增加；噻嗪类利尿剂，在降压时可引起低血钾症和低血钠症以及低密度脂蛋白、甘油三酯水平升高和高密度脂蛋白降低。这些副作用均对心脏不利。

③要兼顾其他危险因素的治疗。高血压的二级预防本身就是动脉粥样硬化、脑卒中、冠状动脉粥样硬化性心脏病的一级预防，而许多其他危险因素并存，会使冠状动脉粥样硬化性心脏病的发病人数成倍增加，因此，兼顾了控制吸烟、减少饮酒、控制体重、适当运动、保持心理平衡等综合治疗，才能取得最佳效果。

（3）选用比较好的测压方法，即在血压高峰时测压，以确保血压明确达标。

总之，对高血压的防治要高度重视，学会这方面的有关知识，定期到医院检查，了解病情发展变化情况，树立和坚持终身治疗和终身预防的观念，就一定能控制病情发展，防止并发症的发生，达到延年益寿的目的。

34 高血压患者的体育锻炼时间在什么时候最好

许多人，特别是老年人都选择清晨作为一天锻炼的主要时间，其实在城市中，清晨和傍晚的空气污染是最严重的，而中午和下午的空气相对较清洁。过早起床锻炼，由于血压存在"晨峰"现象，就是说每天7～9点血压最易上升，心脑血管事件最易发生，所以患者清晨不吃降压药外出到公园锻炼，有可能发生心脑血管意外。有高血压、心血管病的患者在下午 4 点左右锻炼最适合。但从实际出发，若让老年人全都下午出去锻炼，好多人就不锻炼了。所以方法可以变通一下：清晨不要太早出去，太阳出来后再去锻炼；起来锻炼之前，喝杯开水，吃两块饼干；运动不要太激烈，不要过度，做好准备动作。最好有人一同去，假如没人同去，随身携带卡片，写上名字、住址、所患疾病，一旦发生意外也好及时救护。

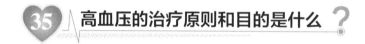

35 高血压的治疗原则和目的是什么

（1）原发性高血压。

高血压治疗的主要目标是使血压达标，降压治疗的最终目的是最大限度地减少高血压患者心、脑血管病的发生率和死亡率。降压治疗应该确立血压控制目标值。高血压常常与其他心、脑血管病的危险因素合并存在，例如高胆固醇血症、肥胖、糖尿病等，协同加大心血管疾病危险，治疗措施应该是综合性的。不同人群的降压目标不同，一般患者的降压目标为 140/90mmHg 以下，对合并糖尿病或肾病等高危患者，应酌情降至更低。对所有患者，不管其他时段的血压是否高于正常值，均应注意清晨血压的监测。有研究显示，半数以上诊室血压达标的患者，其清晨血压并未达标。

①改善生活行为。控制体重；减少钠盐摄入；补充钙和钾盐；减少脂肪摄入；增加运动；戒烟，限制饮酒；减轻精神压力，保持心理平衡。

②血压控制标准个体化。由于病因不同，高血压发病机制不尽相同，临床用药应区别对待，选择个体化药物和剂量，以获得最佳疗效。

③多重心血管危险因素协同控制。降压治疗后尽管血压控制在正常范围内，血压升高以外的多种危险因素依然对预后产生重要影响。

④降压药物治疗。对检出的高血压患者，应使用推荐的起始与维持治疗的降压药物，特别是每日给药 1 次能控制 24 小时并达标的药物，具体应遵循 4 项

原则，即小剂量开始、优先选择长效制剂、联合用药及个体化。

（2）继发性高血压。

主要是针对原发病的治疗，如嗜铬细胞瘤引起的高血压，肿瘤切除后血压可降至正常，肾血管性高血压可通过介入治疗扩张肾动脉。对原发病不能手术根治或术后血压仍高者，除采用其他针对病因的治疗外，还应选用适当的降压药物进行降压治疗。

36 治疗高血压应注意什么？

高血压的治疗首先要注意劳逸结合，保持足够的睡眠，参加力所能及的体力劳动和体育锻炼。注意饮食调节，以低盐、低动物脂肪饮食为宜，并避免进食富含胆固醇的食物。肥胖者适当控制食量和总热量，适当减轻体重，不吸烟。饮食上必须秉持"五味不过"原则：①食物不过咸，即限盐；②食物不过甜，即限糖；③食物不过腻，即限脂；④食物不过辛，即限辣；⑤食物不过苦。建议服用长效降压药等治疗高血压，这类药具有降压的长效性及平稳性，可以起到更佳的心血管保护作用。平时低盐低脂饮食，多喝一些茶类，有利于降血压。

37 治疗高血压的常用药物有哪些？

高血压一般用降压药物来治疗，高血压药目前分为五大类，即利尿剂、β受体阻滞剂、钙通道拮抗剂（CCB）、血管紧张素抑制剂（ACEI）和血管紧张素 II 受体阻滞剂（ARB）。

（1）利尿剂。有噻嗪类、袢利尿剂和保钾利尿剂。各种利尿剂的降压疗效相仿，降压效果主要通过排钠、减少细胞外容量、降低外周血管阻力实现。降压起效较平缓，持续时间相对较长，作用持久，服药 2 ～ 3 周后作用达到高峰。适用于轻、中度高血压，对盐敏感性高血压、合并肥胖或糖尿病、更年期女性和老年人高血压有较强降压效果。利尿剂的主要不利作用是低血钾和影响血脂、血糖、血尿酸代谢，这种不利作用往往发生在大剂量使用时，因此现在推荐小剂量使用。不良反应主要是乏力、尿量增多。痛风患者禁用。肾功能不全者慎用。

（2）β受体阻滞剂。常用的有美托洛尔、阿替洛尔、比索洛尔、卡维洛尔、拉贝洛尔。降压起效较迅速、强力。适用于各种不同严重程度的高血压，尤其是心率较快的中、青年患者或合并心绞痛患者，对老年人高血压疗效相对较差。β受体阻滞剂治疗的主要障碍是心动过缓和一些影响生活质量的不良反应，较大剂量β受体阻滞剂治疗时突然停药可导致撤药综合征。虽然糖尿病不是使用β受体阻滞剂的禁忌证，但它增加胰岛素抵抗，还可能掩盖和延长降糖治疗过程中的低血糖症，使用时要注意。不良反应主要有心动过缓、乏力、四肢发冷。β受体阻滞剂对心肌收缩力、房室传导均有抑制作用，并可增加气道阻力。急性心力衰竭、支气管哮喘、病态窦房结综合征、房室传导阻滞和外周血管病患者禁用。

（3）钙通道阻滞剂。钙通道阻滞剂又称钙拮抗剂，主要有硝苯地平、维拉帕米和地尔硫卓，根据药物作用持续时间，钙通道阻滞剂又可分为短效和长效两类。除心力衰竭外，钙拮抗剂较少有禁忌证。相对于其他降压药，此类药物的优势是：对老年患者有较好的降压疗效，高钠摄入不影响降压疗效；对于嗜酒的患者也有显著的降压作用；可用于合并糖尿病、冠状动脉粥样硬化性心脏病或外周血管病患者；长期治疗还有抗动脉粥样硬化的作用。主要缺点是开始治疗阶段反射性交感活性增强，引起心率增快、面部潮红、头痛、下肢水肿，不宜在心力衰竭、窦房结功能低下或心脏传导阻滞患者中应用。

（4）血管紧张素转换酶抑制剂。常用的有卡托普利、依那普利、贝那普利、西拉普利。降压起效缓慢，逐渐增强。它具有改善胰岛素抵抗和减少尿蛋白的作用，对于肥胖、糖尿病和心脏、肾脏靶器官受损的高血压患者具有相对较好的疗效，特别适用于伴有心力衰竭、心肌梗死后、糖耐量减退或糖尿病肾病的高血压患者。不良反应有刺激性干咳和血管性水肿。高钾血症、妊娠妇女和双侧肾动脉狭窄患者禁用。

（5）血管紧张素Ⅱ受体阻滞剂。常用的有氯沙坦、缬沙坦、厄贝沙坦。降压作用起效缓慢，但持久而稳定。最大的特点是直接与药物有关的不良反应少，不引起刺激性干咳，持续治疗的依从性高。虽然在治疗对象与禁忌证与血管紧张素抑制剂相同，但血管紧张素Ⅱ受体阻滞剂有自身治疗特点，与血管紧张素抑制剂并列为目前推荐的常用五大类降压药中的一类。

38 高血压患者能不能吃人参？

高血压患者能不能吃人参主要取决于患者的身体状况，因人而异，再加上人参的种类较多，比如高丽参、红参、生晒参、西洋参等，其功能各不相同，所以切不可一概而论。

39 高血压患者能抽烟喝酒吗？

吸烟会导致高血压。研究证明，吸一支烟后心率每分钟增加 5～20 次，收缩压增高 10～25mmHg。在未治疗的高血压病患者中，吸烟者 24 小时的收缩压和舒张压均高于不吸烟者，尤其是夜间血压明显高于不吸烟者，而夜间血压升高与左心室肥厚直接相关，也就是说吸烟会引起血压升高且对心脏有不良影响。机理：烟叶内含有尼古丁（烟碱），尼古丁会使中枢神经和交感神经兴奋，使心率加快，同时也促使肾上腺释放大量儿茶酚胺，使小动脉收缩，导致血压升高。尼古丁还会刺激血管内的化学感受器，反射性地引起血压升高。长期大量吸烟还会促进大动脉粥样硬化，动脉内膜逐渐增厚，使整个血管渐渐硬化。同时，由于吸烟者血液中一氧化碳血红蛋白含量增多，从而降低了血液的含氧量，使动脉内膜缺氧，动脉壁内脂质沉积增加，加速了动脉粥样硬化的形成。因此，无高血压的人戒烟可预防高血压的发生，已有高血压的人则更应戒烟。

研究发现，吸烟不但对自己有害，被动吸烟者所受的危害不亚于吸烟者。因此，一定要戒烟。

与吸烟相比，饮酒对身体的利弊则存在很大的争议。不时出现各种研究报告，有的说饮酒完全有害，有的说少量饮酒有益身体，众说纷纭。但可以肯定的有一点，大量饮酒肯定有害。高浓度的酒精会导致动脉硬化，加重病情。酒水中含有一定浓度的酒精物质，相关数据显示，喝酒是诱发心血管疾病以及高血压等疾病的因素之一。生活中，如果喝酒不加节制，只会让病情更加严重；另外，酒精对于我们所服用的降压药也有一定的影响，严重的甚至还可能会导致体内的血压高到无法控制的水平。日常生活中，如果你要喝酒，那么请记得一定要控制好饮用量。通常来说，对于男性，日饮用酒水中所含有的酒精量不得超过 25g；而女性则是男性的一半量；孕妇是禁止饮酒的，而高血压患者最好也要坚持滴酒不沾。

40 如何正确换用降压药物

高血压的用药非常个体化，每个人对高血压药物的敏感性不一样，所以刚开始用药的时候，可能需要一段时间来找到适合的药物种类和剂量。一旦找到能够使血压达标，没有明显副作用的药物，就要长期坚持服用，不需要常规替换，高血压不是细菌，不会出现耐药这种情况。在血压控制得好的情况下，不要换药。因为替换不仅要承担血压波动的风险，还可能面临新药物带来的副作用。如果血压情况有变化，可以在医生的指导下进行药物调整，加量或替换，而不是因为用时间长了就替换。

41 如何正确安排服用降压药的时间

人们清晨醒来时，血压呈现持续上升趋势，上午达高峰。然后逐渐下降，到下午 4～6 点再次升高。随着夜幕降临，血压再次降低，入睡后呈持续下降趋势，凌晨 2～4 点最低。因此长效降压药适宜清晨空腹服用，每天服 1 次；中效或短效药每天 2～3 次，最好能根据血压的变化规律，选择服药时间；一日 3 次的短效降压药，白天服药的时间应安排在血压高峰之前 1～2 小时，即清晨应在起床刷牙后服用，而不是等到早餐后或更晚，晚上应在 7 点前服用，不宜在睡前服用。而现在临床上也较少使用短效降压药。个别患者的血压是晚上不降反而升高的，这样的人可以在睡前服药。

降压药餐前还是餐后服用也很有讲究。一般来说血管紧张素转换酶抑制剂和 β 受体阻滞剂（药名的后缀分别为"普利"和"洛尔"）一般不需要讲究餐前或餐后。但短效药卡托普利是特例，其吸收会受食物的影响，餐后服用吸收效果差，因此建议餐前 1 小时服用。而对一些老年、心力衰竭、糖尿病患者来说，为了避免空腹服用引起低血压，服用这两类药时，可与食物同服，以延缓吸收，总的降压效果不受明显影响。

血管紧张素 II 受体拮抗剂（后缀为"沙坦"）、硝苯地平控释片和氨氯地平多数不受食物影响，餐前餐后服药均可。而非洛地平缓释片应空腹口服或清淡饮食后服用。缓释维拉帕米应在进食后服用，若在空腹时服用，容易引起胃部不适。利尿剂应在早上服用，以免夜间小便次数增加，影响休息。氢氯噻嗪的口服吸收快，但不完全，所以进食能增加吸收量，建议餐后服用。

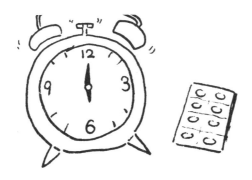

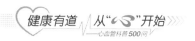

42 高血压患者都需要终身服药吗 ？

原发性高血压是不能治愈的疾病，是需要终身用药的。要根据患者的具体病情选择合适的降压药，可以单用也可以联合用，保证血压平稳达标，并注意低盐低脂饮食，保持健康体重，定期体检。

43 哪些情况下高血压病患者可根据病情减用或停用降压药 ？

根据高血压治疗指南，治疗过程中血压得到有效的、长时间的控制，有可能减少降压药的种类或者剂量。尤其是血压控制满意，并且生活方式健康的患者，如体重减轻、经常锻炼、低盐低脂饮食。这种生活方式消除了环境对血压升高的影响，相当于单药治疗，可使血压下降幅度平均 10 ～ 20/5 ～ 10mmHg 左右。

但需要注意的是，减药的过程需要循序渐进，并且定期复查，以避免高血压复发。

减药原则如下：

① 1 级低危患者经治疗血压若长期（2 年以上）达标，并同时坚持调整生活方式，此类患者的降压药可以谨慎地逐渐减量乃至停药。

②对起始血压为 2 级的高血压中危患者，约有 10% ～ 20% 的轻、中度高血压患者可能停用降压药。一般用小剂量的单一降压药维持治疗的患者，停用降压药的可能性较大，停药后应继续定期监测血压，同时纠正不良生活习惯。

③对起始血压为 3 级的高血压或高危患者，舒张压若低于 60mmHg，即使收缩压尚未达到 140mmHg，也应减少降压药物的种类和剂量，或停服降压药。

④对于血压夜间高、白天低的患者，仅仅调整服药时间，不需要减量。

⑤出现体位性低血压就需要减半量或变更降压药。

44 老年高血压患者应如何正确使用降压药？

老年人高血压存在自身的特点，一般多以收缩压升高为主，而舒张压可能正常甚至偏低，同时由于老年人身体素质较差，抵抗力较弱，一不小心就会过度降压，对老年人有害无益，故老年人降压与一般人群有所不同。

（1）宜以降压作用温和、持久、效果好且副作用轻的药作为基础用药。对血压降低的要求不宜过猛、过速，一般要先用小剂量，然后视血压情况，逐渐适当增加剂量，或联合两种以上降压药，使血压降到较安全水平（<140/90mmHg），糖尿病患者还应适当低于此值。

（2）目前老年人高血压病的治疗，多主张联合用药。据统计，一种药对血压的有效控制率为45%～55%，而联合两种药应用则为75%～80%。联合用药既可减少单味药物使用的剂量，且可协同有效地干扰多种升压机制，延长作用时间，相互抵消或减少某些不良的副作用，更好地保护心、脑、肾等脏器。

（3）降压药物应坚持长期服用。即使服后降压效果满意且血压相对稳定，也只能相应调整剂量，不能轻易或突然停药。否则，易发生撤药综合征，血压可迅速反弹甚至更高，还可导致焦虑、心律失常、心绞痛等。

（4）老年人由于调节血压的压力感受器敏感性减弱，血压易有较大幅度的波动，也易并发心脑血管事件，故对降压疗效的评定，不宜凭一时或一次的血压水平而定，而应系统地多次测定观察，即使血压有所波动也应保持在相对较安全的范围内。

（5）老年人服降压药应个体化，结合患者病情组合用药。当前多倾向以钙拮抗剂（CCB）和血管紧张素转换酶抑制剂（ACEI）或血管紧张素Ⅱ受体拮抗剂（ARB）为首选，如服用后降压效果仍不够理想，可适当增加小剂量的利尿剂。

（6）对心跳快、有交感神经兴奋的易激动的高血压患者，或合并有冠状动脉粥样硬化性心脏病、心绞痛、心脏早搏者，可在首选药基础上，加服倍他受体阻滞剂（如美托洛尔等）。心跳过慢，有呼吸道疾病、心脏房室传导阻滞者慎用。

（7）小剂量的噻嗪类利尿剂，如氢氯噻嗪，和任何一种降压药合用，都有较好的协同降血压效果。但本药较大剂量长期应用对糖尿病、高脂血症和肾功能不全者是不宜的，也可导致低血钾。

（8）降血压药尽可能不要在夜间服用。

45 高血压患者行空腹检查时需要停药吗

不需要停。一旦擅自停药有可能造成血压骤升甚至危及生命。

46 高血压患者用药时要避免哪些误区

针对高血压认知上存在的一些误区，首先要做的就是普及医疗知识。在症状不明显以前很多高血压患者甚至不知道自己患有高血压，就算知道了也只是买点降压药服用，却很少到医院就诊。这些都是高血压患者出现危险症状的根源所在。那么存在的误区有哪些呢？

（1）没有症状就不需要用药和治疗。

高血压在刚出现的时候症状很少或没有任何症状，很容易被患者忽视，约半数患者是因为体检或其他疾病就诊时测量血压后才发现血压升高。虽然无症状，但心脏及血管的压力负荷持续存在，日久导致心肌肥厚，继之可引起冠状动脉粥样硬化性心脏病、心脏扩大甚至心力衰竭、肾功能恶化、高血压脑出血、脑梗死、眼底动脉硬化。因此，重要的是血压的水平高低而不是症状的有无，高血压患者即使没有症状，也需要非药物或药物治疗，使血压达到目标水平，才能有效避免高血压导致的靶器官损害。

（2）高血压可以采取物理方法治疗。

有些高血压患者每年会通过静脉输液进行高血压的治疗和预防，或者采用降压仪配合治疗。通常情况下会错误地认为，每年只要静脉滴注几个疗程的丹参等活血化瘀药物或使用降压仪治疗，就可以减少药物剂量，甚至不服药。只有当发生高血压脑病、高血压危象、脑血管意外、不稳定型心绞痛、急性主动脉夹层、急性肾衰竭等时需静脉使用降压药。活血化瘀药物能改善血液流变性，而无明显降压作用。降压仪可能有辅助治疗作用，但是绝对替代不了药物，擅自减、停药物将会导致严重后果。

（3）血压正常就可以停止吃药。

降压药不是成瘾性药物，没有依赖性，可随时停药。问题是不能停，一旦停药，血压会重新升高。高血压是个终身性疾病，需要终身用药控制。可以这样说，不是药有依赖性，而是高血压有"依赖性"。

（4）开始用药不能选择进口或昂贵的药。

高血压的治疗要采取个体化的治疗方案，并不是说好的、贵的降压药就适合所有的患者。一般情况下对于高血压患者的用药治疗主要是选择长效制剂，尽量联合用药，选择小剂量控制平稳，并要结合患者靶器官损害的情况、危险因素来选择用药。

（5）血压平稳后放松警惕停止服药。

通过服用降压药或者其他的辅助方法，高血压是可以达到平稳的，高血压分为原发性高血压和继发性高血压两类。原发性高血压迄今为止原因尚未完全阐明。中枢神经系统功能失调、体液、内分泌、遗传、肾脏、血管压力感受器的功能异常，细胞膜离子转运异常等均可能参与发病过程。原发性高血压目前尚无根治方法，只有肾动脉狭窄引起的症状性高血压可以根治。轻度高血压经过治疗血压正常六个月以上者，可予停药观察，但仍要坚持非药物治疗，并定期随访。中、重度高血压经治疗血压正常六个月以上，可减少一种药物或停用一种药物，但要定期随访，且坚持非药物治疗，如发现血压再升高，应重新开始治疗。要树立长期治疗的思想，只有持之以恒，并且避免这些降压误区才能减少高血压的并发症。

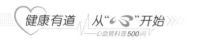
这些都是高血压患者在针对高血压认知上存在的一些误区。要想解决我国高血压知晓率低、就诊率低的问题，首先要做的就是普及医疗知识。

47 高血压患者可以进行正常性生活吗 ？

可以的。如果血压控制良好，一般是可以和正常人一样过性生活的。

48 血压波动大的原因有哪些 ？

血压波动大的原因有很多，以下是最常见的几种原因。

（1）用药不当。我们对自认为血压得到理想控制的高血压患者进行了24小时动态血压监测，发现有近半数的人血压不稳定。表现包括：①晨起出现血压升高；②下午血压升高；③清晨和下午均出现血压升高；④夜间血压控制不满意；⑤血压波动变化大；⑥活动中出现血压升高。因此，临床上常见到这种现象，有些患者虽然认真服药，平时效果不错，但仍然发生心脑血管意外。出现这些现象的原因有二：一是目前服用短效降压药；二是未按血压波动规律用药。

（2）伴有特殊情况。一是妇女更年期高血压。这个时期由于体内雌激素的波动变化，会出现心慌、胸闷、出汗等更年期综合征的一些症状，也会相应地出现血压波动大的情况。此时如果在医师的指导下对更年期综合征进行系统治疗，患者的血压也会趋向平稳。二是高原高血压。高原高血压是指在平原地区血压正常，进入高原后才有血压增高的情况。通常在到达高原初期，机体对低氧产生急性应激反应，交感－肾上腺系统活动增强，血中可以促使血压增高的生物活性物质儿茶酚胺类增高，心排血量增加，周围小血管收缩，引起血压升高。这类患者返回平原后，血压会恢复正常，病会不治自愈。

（3）继发性高血压。众所周知，在高血压患者中有一些人的高血压是由某些疾病引发的，称为继发性高血压。在某些继发性高血压患者中最突出的表现是血压波动大，这也是患者容易忽略的。例如，有一位年轻女性患者，平卧时血压升高明显，被诊断为患有嗜铬细胞瘤，继发性高血压3级，属极高危人群。给予患者充分的准备并手术切除嗜铬细胞瘤后症状消失，血压恢复正常。

（4）靶器官损害。高血压对人类最大的危害是导致心、脑、肾等靶器官损害。在已经出现心血管疾病的高血压患者中，当心血管疾病急症发作时，可以引起交感神经兴奋，血压升高。例如，有一个活动时胸痛的患者，我们在一次查房中测得血压达180/90mmHg，当即问患者有何不适，患者说现在胸痛。我们当即给患者做了心电图，发现了冠状动脉供血不足的证据，我们立即给予吸氧，含硝酸甘油，患者症状缓解后血压恢复正常。另外，在一些脑血管疾病不稳定时期，患者的血压也会波动升高。

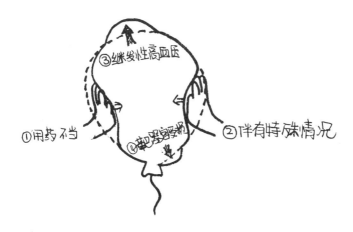

49 高血压患者出现意外应如何自救

高血压患者在降压过程中难免会出现一些意外情况，下面罗列一些常见的意外情况及应对措施。

（1）高血压患者在情绪激动时，应及时自我监测血压，一旦血压骤升，应立即口服短效降压药，以防意外事件发生。每个高血压患者在血压骤升时的自我感觉不同。有的人毫无感觉或仅轻度心慌、头晕、头痛等，但自测血压高达 180～200/90～120mmHg，而有的人平时血压并不是很高，如处在 130～150/80～90mmHg 的水平，当血压突然升高到 180/120mmHg 时，就会出现天旋地转、恶心、呕吐、耳鸣、四肢冰冷等症状。这两种患者都必须先口服降压药，同时去医院看急诊，避免路途颠簸而发生心脑血管意外。

（2）高血压患者饱餐后或急行走时，若突然感到心慌、憋气、胸部闷痛，应立即测血压。若血压高达 180/100mmHg 以上，则应考虑冠状动脉供血不足。因为饱餐后胃肠道血流量增加，餐后运动又使四肢血流量增加，使得冠状动脉血供不足，而高血压患者多存在冠状动脉硬化现象，因而更容易出现症状，引起心绞痛。心绞痛时患者处于紧张、烦躁的应激状态，血压因此也会上升，尤其在寒冷天气时，血管在硬化的基础上又收缩，更加重了心肌缺血。这时，应立即舌下含服硝酸甘油 1 片，一般 1～2 分钟左右起效，也可含服硝酸异山梨酯（消心痛）1 片，一般 5～10 分钟起效。由于过高的血压也会引起反射性血管收缩，所以还应该使用既能治疗心绞痛又能降血压的药物。需要注意的是，如果在连含 2 片硝酸甘油后，胸闷仍然没有缓解，应到医院急诊，接受心电图检查，以便排除心肌梗死、心律失常等疾病，同时接受监护及进一步治疗。

（3）高血压患者半夜突然惊醒、不能平卧而必须坐起片刻时，说明心脏已经开始受累。此时，应立即舌下含服硝酸甘油或口服硝酸异山梨酯（消心痛）并测量血压。心率增快时，还可以选择 β 受体阻滞剂，以减少心肌耗氧量，保护心脏。需要注意的是，如果患者的这种憋气在夜间经常发生，应该到医院做超声心动图检查，以了解心脏情况。

（4）高血压患者突然出现头晕、半身麻木、活动不灵或言语欠佳症状时，应特别当心急性卒中的可能。此时，家属应立即给患者测血压，若血压大于 220/120mmHg，并开始出现神志障碍，应立即口服一种短效降压药，同时到医院急诊做 CT 检查，以鉴别是否有脑血管意外。

（5）老年高血压患者夜间起床突然跌倒，应立即平卧位并测血压，若血压较高，则平卧 10～20 分钟后再由平卧位到直立位，5 分钟后再测血压。注意，测血压时手臂位置袖带必须与心脏同一水平。若卧位与立位血压相差大于

20/10mmHg，可能是因为老年调节功能较差引起的直立性低血压，起床时需慢慢坐起再站立。

50 高血压急症该怎么办？

高血压急症是指原发性或继发性高血压患者，在某些诱因作用下，血压突然显著升高（一般超过 180/120mmHg），同时伴有进行性心、脑、肾等重要靶器官功能急性损害的一种严重危及生命的临床综合征。高血压急症包括高血压脑病、颅内出血（脑出血和蛛网膜下腔出血）、脑梗死、急性心力衰竭、肺水肿、急性冠脉综合征、主动脉夹层、子痫等。

高血压急症需立即进行降压治疗以阻止靶器官进一步受到损害。在严密监测血压、尿量和其他生命体征的情况下，应视临床情况的不同使用短效静脉降压药物。降压过程中要严密观察靶器官功能状况，如神经系统症状和体征的变化、胸痛是否加重等。由于已存在靶器官的损害，过快或过度降压容易导致组织灌注压降低，诱发缺血事件。所以起始的降压目标并非使血压正常，而是渐进地将血压降至安全水平，最大限度地防止或减轻心、脑、肾等靶器官所受的损害。

51 高血压和高脂血症并存怎么办？

临床上有 40% ～ 50% 的患者存在高血压和高脂血症并存的情况。高血压和高脂血症并存的患者应做到以下几个方面：（1）加强生活和饮食管理，控制热量的摄入，适当增加活动量；（2）控制盐摄入量；（3）戒烟限酒；（4）在使用降压药时，要考虑对其脂质代谢的影响。临床研究证明，有的降压药会对脂质代谢产生影响，从而成为动脉硬化的促进剂，如利尿降压药、β 受体阻滞剂均有这种作用。

52 妊娠高血压对女性怀孕有多大影响 ❓

妊娠高血压指妊娠 20 周后出现的高血压、头晕、耳鸣、水肿、蛋白尿等症状，它严重影响了母婴的健康，是导致孕妇和婴儿死亡的重要原因之一。在我国，妊娠高血压疾病发病率可达 9.4%，因此需要多加关注和及早治疗。妊娠高血压可发展为子痫前期或子痫，除了具有血压升高的症状外，还伴有蛋白尿、病理性水肿等表现，严重时可发生抽搐，使心、肝、肾、脑和凝血功能受到严重损害；演变成慢性高血压后，胎死宫内的风险将会增加；患严重妊娠高血压的孕妇胎盘剥离和抽搐等症状发生率极高；全身水肿压迫视神经，影响视力等。

53 高血压也能手术治疗吗，哪几种类型的高血压需要手术治疗 ❓

有一些高血压患者需要手术才能够治疗，这种高血压往往是继发性高血压。

（1）如果患者的高血压疾病是由原发性醛固酮增多引起的，则需要通过手术来进行缓解。醛固酮是一种激素，如果它在体内的含量增多，人体内的水和钠会潴留，对人的血压有很大的伤害，往往会出现血压增高的问题。很多病会导致醛固酮增多，患有醛固酮瘤的患者，就容易患上高血压疾病，所以可以采用手术的方法解决醛固酮瘤。

（2）细胞肿瘤也有可能导致高血压，也需要通过手术的方法进行治疗。细胞瘤引起的高血压症状主要表现在高血压和患者的新陈代谢异常方面，它会影响内分泌调节和血液循环。目前比较多采用的方法就是用腹腔镜技术治疗嗜铬细胞瘤，该手术具有切口小、恢复时间短的优点。

（3）肾血管性高血压必须通过手术治疗。如果肾动脉狭窄段短，可以进行介入治疗，植入支架，从而帮助患者解除肾动脉狭窄的问题，但是也要依据患者的个人情况，选择不同的手术治疗，帮助机体改善肾脏血液供应，从而达到治愈高血压的效果。

上面就是常见的几种需要手术治疗的继发性高血压类型，而对于原发性高血压的手术治疗，比如肾脏去交感神经术等技术，目前尚处于研究阶段，将来能否大规模应用于临床尚有待观望。

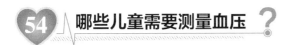

54 哪些儿童需要测量血压？

（1）身高不增的孩子。孩子不长个，很多人首先想到的是营养问题或生长素缺乏，可是在相当一部分会引起高血压的慢性病中孩子伴有不长个的症状。最常见的是肾脏疾病，当肾脏损害至一定程度人们才会发现高血压和肾脏的相应变化。

（2）慢性中毒的孩子。慢性中毒引起高血压的常见原因是慢性铅中毒、维生素 D 中毒。

（3）肥胖的孩子。国内外大量资料表明，肥胖儿的血压都在同龄儿正常范围的上限，其升高程度随肥胖严重度及年龄而增加。

（4）性发育异常的孩子：无论男孩还是女孩，性发育异常者，如 14 岁后仍无乳房发育及月经初潮，体检时会发现有明显的血压升高症状。

第 **2** 章

高脂血症

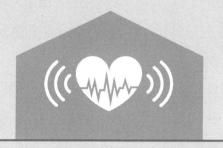

55 高脂血症到底是怎么回事 ❓

高脂血症是高脂蛋白血症的简称，是指血浆中胆固醇（TC）和（或）甘油三酯（TG）水平升高。实际上是血浆中某一类或某几类脂蛋白水平升高的表现。近年来，人们已逐渐认识到血浆中 HDL-C（高密度脂蛋白胆固醇）降低也是一种血脂代谢紊乱的表现。因而有人建议采用"脂质异常血症"这一名称，并认为这一名称能更全面准确地反映血脂代谢紊乱状态。

高脂血症可分为原发性和继发性两类。原发性与先天性和遗传有关，是单基因缺陷或多基因缺陷，使参与脂蛋白转运和代谢的受体、酶或载脂蛋白异常所致，或是环境因素（饮食、营养、药物）和未知的机制导致。继发性多发生于代谢性紊乱疾病（糖尿病、高血压、黏液性水肿、甲状腺功能低下、肥胖、肝肾疾病、肾上腺皮质功能亢进），或与其他因素（年龄、性别、季节、饮酒、吸烟、饮食、体力活动、精神紧张、情绪活动等）有关。

56 引起高脂血症的原因有哪些 ❓

引起高脂血症的主要原因有以下几方面：

（1）偏食、缺乏运动、肥胖。长期吃富含胆固醇的食物，运动不足而无法充分消耗热量，或是肝脏的胆固醇合成过剩，超过身体必需量的胆固醇就会累积在血液中。

（2）疾病或者服用药物。高血压、糖尿病、甲状腺功能减退症、慢性肾病、梗阻性黄疸、库欣综合征等疾病容易引发高脂血症，口服避孕药、甾体类激素、降压药等药物也容易导致高脂血症。

（3）遗传。有些人天生 LDL 受体偏少或是受体的作用不够充分，因此体内的胆固醇无法顺畅地被利用。比如家族性高脂血症。

（4）情绪。情绪经常不稳定、易怒、易爆、气血不顺。

确诊高脂血症需要检查哪几个指标，检查前需要注意什么？

血浆中的脂类统称为血脂，是供应体内能量的物质，主要由胆固醇和甘油三酯构成。胆固醇又分高密度脂蛋白－胆固醇（HDL-C）、低密度脂蛋白－胆固醇（LDL-C）等。

随着生活水平的提高，血脂异常（俗称高脂血症）的患病率越来越高。通常，血脂检查的化验单上列有 4 个指标：总胆固醇（TC）、高密度脂蛋白胆固醇、低密度脂蛋白胆固醇和甘油三酯（TG）。它们主要用于诊断以下 4 种高脂血症。

（1）高胆固醇血症。总胆固醇含量增高，超过 5.72mmol/L，而甘油三酯含量正常，即＜1.70mmol/L。

（2）高甘油三酯血症。甘油三酯含量增高，超过 1.70mmol/L，而总胆固醇含量正常，即＜5.72mmol/L。

（3）混合型高脂血症。总胆固醇和甘油三酯含量均增高，即总胆固醇超过 5.72mmol/L，甘油三酯超过 1.70mmol/L。

（4）低高密度脂蛋白血症。高密度脂蛋白－胆固醇（HDL-胆固醇）含量降低，即＜1.0mmol/L。

为了保证化验结果的真实可靠，在化验血脂前，患者应注意以下几点：

（1）避免药物干扰。某些治疗冠状动脉粥样硬化性心脏病的药物可使胆固

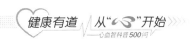
醇和甘油三酯降低；维生素 A、维生素 D 可使胆固醇升高；硝酸甘油、甘露醇可使甘油三酯升高。因此，在抽血前 2～3 天内，避免使用这些药物。

（2）合理控制饮食。抽血前 8 小时内不能进食，4 小时内不能饮水，3 天内不能饮酒，少吃肉食，因为动物的内脏、脑、骨髓、脂肪等胆固醇含量很高，这些食物中的脂肪以及酒精等会对血脂有暂时性升高的影响。

（3）适度健身运动。化验血脂前 2～3 天不要做过猛的健身运动，如跑步、打球、跳高等。因为运动量过大过猛，会使脂肪中的脂酶活性增加，血脂会相应降低，这对化验结果也会有一定的影响。

58 高脂血症有哪些症状 ？

多数患者并无明显的症状和异常体征。不少人是在进行血液生化检验时才发现有血浆脂蛋白水平升高的症状。其他一般会有肥胖、血黏稠度增加等症状。也有一部分人会出现头晕等症状。

59 高脂血症会引起哪些危害 ？

高脂血症引起的危害有：

（1）引起动脉粥样硬化。高脂血症是人体脂肪代谢紊乱的表现，它是一种慢性疾病，大多会伴随人的终身，有不可逆转性。患上了高脂血症以后，它的沉积速度是很快的，当达到一定的量时，会发生质的变化，最常见的是发生冠状动脉粥样硬化性心脏病，阻塞动脉及引发脑血管病，高脂血症与动脉粥样硬化关系密切，会引发动脉粥样硬化，危害人体健康。

（2）引起冠状动脉粥样硬化性心脏病。人体长期处于高血脂状态，会使动脉粥样硬化，使冠状动脉血流量减少，血管腔变窄，造成心肌缺血，导致心绞痛，形成冠心病。

（3）对肾的危害。血脂异常会加速动脉硬化，这是人所皆知的一个方面，另一个方面是血脂异常会伤及肾脏，高脂血症患者在生活中别忘了对肾脏要积极保护。高脂血症能引发血管内皮细胞损伤，会让血管壁的通透性增强，如此，就会导致肾小球硬化，危害人体肾功能的正常工作。

（4）加重糖尿病的病情。高脂血症是威胁糖尿病患者健康和生命的危险因素，它能加重糖尿病的病情。因此，人在患上糖尿病以后，不仅仅要对糖尿病进行有效治疗，对血脂也应该积极应对。患了糖尿病以后，降脂是降低死亡率的一个重要手段，对防止并发症有着积极作用。

（5）诱发胰腺疾病。高甘油三酯血症可引起胰腺炎，当甘油三酯水平过高时会在血管内、肝脏、胰腺等处堆积，会激活胰酶将甘油三酯分解为大量的游离脂肪酸，这时就会损伤胰腺。有一些高脂蛋白血症患者会出现上腹痛，就极有可能是胰腺炎的早期表现，应及时就诊。

（6）并发脑血管意外。到现在为止，脑血管意外的人在不断增加。脑梗对于我们已经司空见惯，高脂血症患者能引起脑梗，这也为大多数人所知晓。当血液中的胆固醇含量增多时，很容易发生动脉硬化，这些硬化的斑块在动脉壁内堆积，会让动脉管变得很窄，甚至破裂，并发脑血管意外。

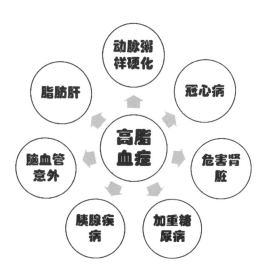

（7）引起脂肪肝。高脂血症与脂肪肝有相似的病因，通常同时存在于某个个体之中，或高脂血症在先，或脂肪肝在先。这也是我们的共识，一个人很胖，我们就会提醒他小心脂肪肝，但同时我们也会想到高血脂，实际情况正是如此，患脂肪肝时，并没有太明显的症状表现，只是人犯困、食量减、肝区闷等，进一步加重脂肪肝的病变。

60 高脂血症会引起冠状动脉粥样硬化性心脏病吗

高脂血症患者不一定会得冠状动脉粥样硬化性心脏病，不过患病概率会大大增加。

61 高脂血症会引起脑梗死吗

高脂血症是脑梗死的一个危险因素，可能会引起脑梗死。高脂血症是指血液中的胆固醇、低密度脂蛋白、甘油三酯太多，慢慢地就会沉积到血管壁上形成脂质核，最后形成斑块。斑块太大就会造成两种情况：一是斑块本身把整个血管管腔堵住，如果堵在脑血管里面就会导致脑细胞缺血、缺氧、坏死，引起脑梗死；另一种就是斑块可以释放出一些物质，这些物质可以启动血液中的凝血系统，导致血栓形成，最后血栓将整个管腔堵住，堵在脑血管中也会诱发脑细胞的缺血、缺氧、坏死，导致脑梗死。

62 "高血压、高脂血症、高血糖"有哪些联系和风险

高血压、高脂血症、高血糖被称为"三高"，是威胁健康与生命的主要危险因素。三者密切相关，高血脂可加重糖尿病并发症，所以糖尿病患者除治疗高血糖外，还需要调节血脂，这是减少糖尿病患者病死率和致残率的关键。糖尿

病合并高血脂更容易导致脑卒中、冠状动脉粥样硬化性心脏病、肢体坏疽、眼底病变、肾病变、神经病变等，这些糖尿病的远期并发症是糖尿病患者残疾或过早死亡的主要原因。半数以上糖尿病患者合并高血脂，积极治疗高血脂对控制血糖、预防并发症大有好处。调整血糖能一定程度改善血脂，但要达到理想水平，还需降脂药干预治疗。糖尿病与脂代谢的治疗状况已成为糖尿病患者病情控制优劣的标准。高脂血症、糖尿病患者的血压易增高，一旦血压增高，更易发生心脑血管并发症。

63 "血脂"就一定是"十恶不赦"的吗 ？

首先，血脂的成分包括甘油三酯、胆固醇，胆固醇又包括低密度脂蛋白胆固醇、高密度脂蛋白胆固醇。血脂是人体所必需的一种成分，它能够起到重要的生理作用，比如说甘油三酯可以给人体提供能量，尤其是大量活动会消耗葡萄糖，这个时候就需要消耗甘油三酯，甘油三酯可以转换为葡萄糖再转化为能量，所以说甘油三酯是人体必需的。

其次，胆固醇是人体内其他脏器合成的必要成分，比如说性激素、生长激素、细胞膜、线粒体都是需要胆固醇来参与的，以及人体的一些蛋白酶，都是需要胆固醇的合成。所以说血脂是人体必需的，而且是人体重要的生理组成部分。如果说血脂高肯定是有危害的，容易导致动脉硬化形成脑血管病以及心脏病，那么血脂太低也是有一定害处的。

64 高脂血症与脂肪肝是一回事吗 ？

脂肪肝和高脂血症都有一个"脂"字，从字面上看应该都和脂肪有关系。很多人以为，脂肪肝是由高脂血引起的，那么真相是怎样的呢？这两者到底是不是一回事，有什么联系呢？让我们来详细了解一下这两种疾病。

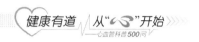

（1）看定义。

高脂血症，是指血脂水平过高，可直接引起一些严重危害人体健康的疾病，如动脉粥样硬化、冠状动脉粥样硬化性心脏病、胰腺炎等。血脂中的主要成分是甘油三酯和胆固醇，所以高脂血症主要是指血液中的甘油三酯和胆固醇超标。

脂肪肝是指肝细胞脂肪堆积过多引发的病变。正常人的肝组织中含有少量的脂肪，如甘油三酯、磷脂、糖脂和胆固醇等，其重量约为肝重量的 3% ～ 5%。如果肝内脂肪超过肝重量的 5% 或在组织学上肝细胞 50% 以上有脂肪变性时，就可称为脂肪肝。

可见，高脂血症主要是血液中脂肪含量超标引起的病症，而脂肪肝主要是肝脏里的脂肪含量超标引起的病症。通俗地说，脂肪进入血液中，就可能导致高脂血症；脂肪大量地堆积在肝脏里，就形成了脂肪肝。所以两者不是一回事，大家不要将两者弄混。

（2）看病因。

高脂血症可分为原发性和继发性两类。原发性与先天性和遗传有关，或是环境因素（饮食、营养、药物）和未知的机制而致。继发性多发生于代谢性紊乱疾病（糖尿病、高血压、黏液性水肿、甲状腺功能低下、肥胖、肝肾疾病、肾上腺皮质功能亢进），或与其他因素如年龄、性别、季节、饮酒、吸烟、饮食、体力活动、精神紧张、情绪活动等有关。

导致脂质在肝细胞内沉积的代谢异常机制并没有完全明确，目前认为脂肪肝的形成与以下因素有关：肥胖、长期饮酒、快速减肥、营养不良、糖尿病、药物、妊娠、结核、细菌性肺炎及败血症等感染或胃肠外高营养性脂肪肝、中毒性脂肪肝、遗传性疾病等。

可见，二者有一些共同的致病因素，高脂饮食、高糖饮食及酗酒等，这些因素都可以同时诱发高脂血症和脂肪肝。

（3）看病症。

高脂血症患者血液中的脂肪含量过高，容易堵塞血管，使血流速度变缓，容易出现头晕恶心、神疲乏力、失眠健忘、肢体麻木、心慌胸闷等症状。长期血脂高，脂质在血管内皮沉积所引起的动脉粥样硬化，会引起冠状动脉粥样硬化性心脏病和周围动脉疾病等，表现为心绞痛、心肌梗死、脑卒中和间歇性跛行（肢体活动后疼痛）。

脂肪肝的临床表现多样，轻度脂肪肝多无临床症状，有的仅是疲乏感，患者很难察觉，因此目前脂肪肝患者多于体检时偶然发现。中度脂肪肝可有食欲不振、疲倦乏力、恶心呕吐、体重减轻、肝区或右上腹隐痛等症状。重度脂肪肝患者可以有腹水和下肢水肿、电解质紊乱如低钠、低钾血症等症状。

脂肪肝还会引起脑、肺血管脂肪栓塞而突然死亡。此外，脂肪肝患者也常出现舌炎、口角炎、皮肤淤斑、四肢麻木、四肢感觉异常等末梢神经炎的症状。少数患者也可有消化道出血、牙龈出血等症状。

（4）看体检。

高脂血症一般要进行血脂检测，血脂检测通常有七项，分别是：低密度脂蛋白胆固醇（LDL-C）、高密度脂蛋白胆固醇（HDL-C）、总胆固醇（TC）、甘油三酯（TG）、载脂蛋白 A、载脂蛋白 B、脂蛋白（a）。不同医院的具体检测项目不同，但前四项是基本的临床实用检测项目。

脂肪肝的体检项目较多，包括肝功能检查、血脂检查、B 超检查，还要结合症状进行检查，肥胖者、长期大量饮酒者如果出现疲倦乏力、恶心呕吐、肝区或右上腹隐痛、腹胀、蜘蛛痣和肝掌等，就要怀疑自己是不是得了脂肪肝。

综上所述，高脂血症和脂肪肝并不是一回事，不可混淆。血脂高的人容易产生脂肪肝，但是有脂肪肝的人血脂不一定很高。一般而言，脂肪肝属可逆性疾病，早期诊断并及时治疗常可恢复正常。

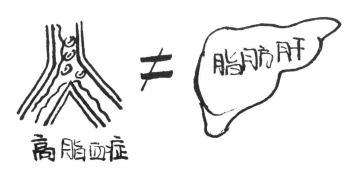

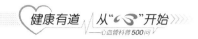

65 高脂血症要如何治疗 ❓

（1）改正不良饮食生活习惯。戒烟，少喝酒，按时作息。长期抽烟会导致血管硬化，对于高脂血症的治疗也是百害无一益的。

（2）调整饮食结构。减少肉食进食，多以蔬菜、水果以及大豆来代替。蔬菜和水果含有丰富的维生素C以及膳食纤维。它们都具有降血脂的作用，膳食纤维可以减少肠道对胆固醇的吸收，从而降低血液的黏稠度。而大豆有着丰富的卵磷脂，可以帮助血管壁降低血液里面的胆固醇含量。

（3）每天运动半个小时。通过有氧运动，可以有效减少体内的脂肪，进而帮助降低血脂水平。

（4）定期到医院接受检查。了解血脂变化情况，及时调整治疗方法方案，做到有效控制。

66 血脂高的人一定要吃药吗 ❓

不一定。如果是非常年轻的血脂异常患者，没有心脑血管疾病以及已有心脑血管疾病家族史，可以通过改善生活方式来先行控制。但是如果已经合并有冠状动脉粥样硬化性心脏病、糖尿病以及脑卒中等较为严重的疾病，那不吃药基本无法达到控制标准，可能还会出现严重的并发症。所以血脂异常是否要用药，要根据实际情况来判断。

67 高脂血症患者在生活中需要注意哪些事 ❓

高脂血症患者在生活中需要注意以下几点：

（1）多饮水。由于这种疾病患者血液浓缩、血液黏度都会明显增高，很容易使血小板在局部沉积，而形成血栓。大量喝水可以让人体内血液黏稠度得到改善，让新陈代谢的速度加快，还可以保持体内血液循环的顺畅。因此高脂血症患者一定要多喝水。

（2）多吃新鲜水果和蔬菜。众所周知，新鲜的蔬菜与水果不仅含有大量水分，而且还有丰富的维生素以及粗纤维。而粗纤维在肠道能阻止胆固醇的吸收，维生素具有降血脂的功效，因此都可以起到降低血液黏稠度的作用。例如梨、猕猴桃、山楂、柑橘、苹果等，患者在生活中可以多食用。

（3）少吃高热量、高蛋白的食物。少吃动物脂肪、内脏、甜食、油炸食品及含热量较高的食品。

温馨提示：其实高脂血症患者只要注意生活细节，养成良好的生活习惯，积极配合治疗，大部分患者都是可以恢复健康的。另外，患者在治疗该疾病的时候，为了保证治疗效果一定要选择正规医院。

68 高脂血症患者的理想体重是多少

理想体重（千克）＝身高（厘米）－ 105。

69 高脂血症患者饮食上要注意什么

大部分血脂高的人可以通过饮食控制使血脂水平有所下降，饮食控制应长期自觉地进行。膳食清淡低脂肪，烹调使用植物油，少吃动物脂肪、内脏、甜食、油炸食品及含热量较高的食品，宜多吃新鲜蔬菜和水果，少饮酒，不吸烟。

70 哪些食物能降血脂

能降血脂的食物有：山楂、荷叶、绞股蓝、决明子、洋葱、玉米、大蒜、杏仁、黄瓜、冬瓜、苦瓜、木耳、红薯、芹菜、菌菇类食物等。

71 高脂血症患者能吃蛋黄吗 ❓

可以吃，但蛋黄中的胆固醇和饱和脂肪酸含量较多，应限量进食。

72 常用的降脂药物有哪些 ❓

（1）他汀类药物。

他汀类药物通过抑制细胞内合成胆固醇来达到降血脂的目的，是指南推荐的首选降脂药物。他汀类药物是治疗高胆固醇血症和混合型高脂血症效果最好的药物，能够显著降低胆固醇和低密度脂蛋白胆固醇的水平。

他汀类药物主要有瑞舒伐他汀、阿托伐他汀、普伐他汀、匹伐他汀、洛伐他汀、辛伐他汀、氟伐他汀等七种，其中瑞舒伐他汀和阿托伐他汀是降脂效果最强、安全性较高的他汀，是治疗高胆固醇血症和混合型高脂血症的首选药物。

（2）烟酸类药物。

烟酸类药物是最老的调脂药物，是升高高密度脂蛋白胆固醇效果最好的药物。常见副作用有恶心、口干、便秘、食欲减退、疲劳、嗜睡和出汗增加等，此外，还可能出现腹痛、心悸、消化不良、背痛、关节痛、头痛、咽炎、咳嗽、鼻咽炎、上呼吸道感染等。

（3）贝特类药物。

贝特类药物也是目前应用较广的一类调脂药，是降甘油三酯效果最好的降脂药物，常规剂量下可使甘油三酯下降 20% ～ 50%，对高甘油三酯血症及以甘油三酯增高为主的混合型高脂血症非常有效。

贝特类药物短期服用副作用轻微，主要为腹胀、腹泻等胃肠道反应，偶见头痛、乏力、皮疹、视物模糊等症状，长期服用可能会使转氨酶升高，且可使胆结石的发生率增高。有肝脏、胆囊或严重肾脏疾病的患者不宜使用。

（4）胆固醇吸收抑制剂。

这是一类比较新型的降脂药物，依折麦布是第一个也是唯一一个通过 FDA 认证的胆固醇吸收抑制剂，通过选择性抑制小肠胆固醇转运蛋白，有效减少肠道内胆固醇吸收量，降低血浆胆固醇水平以及肝脏胆固醇储量。

每种药都有各自的特点，可以根据不同的情况选择用药。在治疗中应充分发挥他汀类的作用，做到早期、足量、合理使用。在治疗达标后，还应在医生指导下制订一个长久的治疗计划，长期有效地控制血脂，使其维持在较低的水平。

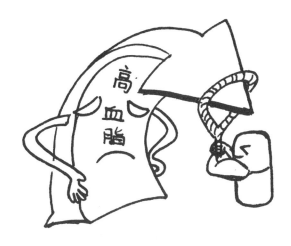

73　长期吃降脂药会有哪些副作用？

临床治疗过程中发现，降血脂药物对人体有一定的副作用，尤其对肝肾功能有损害。有些高脂血症患者忌惮于降脂药物的危害，于是当服用药物使血脂恢复到正常数值后，就自主停止服药。这是非常错误的。其实，高脂血症是一种血脂代谢紊乱疾病，通过服用降血脂药物，血脂就能够控制在正常范围内，一旦停药或减量，血脂就会再次升高，往往反弹后对人体造成的危害更大。

74 使用降脂药物应注意哪些问题

使用降脂药物需注意以下几点：

（1）并非血脂不高就不需服药。

有些冠状动脉粥样硬化性心脏病患者的血脂在化验单的正常范围内，可医生还是为患者开了降脂药，原因在于血脂的正常范围因人而异，化验单上的正常范围主要适用于健康人，而对于冠状动脉粥样硬化性心脏病患者，为降低再发冠状动脉粥样硬化性心脏病或死亡的危险，血脂的理想水平要低于化验单的正常范围。

（2）生活方式必须改变。

饮食治疗和改变生活方式是降脂治疗的基础。改变饮食、适量运动、控制体重等可使胆固醇下降 4% ～ 13%。

（3）降脂不能太心急。

不是吃了降脂药，血里的胆固醇马上就会减少。根据用药种类和剂量的不同，见效时间可能是 1 ～ 2 周，也可能是 1 ～ 2 个月。

（4）要坚持长期服药。

通常服药 1 ～ 2 个月时，降脂药物会产生最大的降脂作用，继续服药血脂不会进一步降低。但如果停用降脂药，血脂又会回到治疗前的水平。因此，降脂治疗应该长期坚持，降脂时间越长，患者获益越大。

（5）选对服药时间。

由于胆固醇在晚上合成更多，睡前服用他汀类药的效果更好。洛伐他汀应该与食物一起服用，相反，洛伐他汀缓释剂型应当空腹服用。如果需要同时服用他汀类和贝特类降脂药，推荐贝特类在早上服，他汀类在晚上服，以减少不良反应。

（6）**注意降脂药的不良反应**。

少数患者可能有轻度的腹部不适、厌食、恶心呕吐和便秘等症状，也可能会有肝功能的升高，注意监测。如果肝功能持续升高或不能耐受，应停药或换用其他药物。降脂药可损伤肌肉，表现为肌肉酸痛、触痛等。

（7）合用其他药物时应告知医生。

同时服用其他药物时应告知医生。治疗冠状动脉粥样硬化性心脏病、心律失常的药物，如胺碘酮、维拉帕米、地尔硫卓等可影响他汀类代谢，并因此增加降脂药的不良反应。除此以外，部分抗真菌药物、克拉霉素等大环内酯类抗生素，以及环孢素、他克莫司等也都会使副作用增加。不建议同时服用维生素E，因其可能减弱降脂药的疗效。

（8）勿用中草药代替降脂药。

现在上市的中草药中，不少都标明有降脂作用，但中药降脂的机制还不清楚，疗效也有待证实。因此，不能擅自用中草药代替降脂药品，以免耽误病情。

75 血脂正常的冠状动脉粥样硬化性心脏病患者为什么也要服用汀类药物?

冠状动脉粥样硬化性心脏病一般是指给心脏自己供血的冠状动脉内壁上长出了斑块。这些斑块的生成和长大都和胆固醇密切相关，可以说胆固醇就是建造粥样斑块的原材料，因此降低血液中的胆固醇含量可以抑制斑块的生长。

但事情还没有那么简单。冠状动脉粥样硬化性心脏病家族中的头号杀手——心肌梗死大家并不陌生。但很多人都认为心肌梗死是粥样斑块慢慢长大后堵住了血管造成。事实上，绝大多数心肌梗死的病理生理机制是因为斑块破裂，诱发急性血栓形成，堵塞了冠状动脉，而并非斑块慢慢长大堵住血管。那斑块为什么会破裂？这里面的原因多种多样，但其中有两点很重要：(1)粥样斑块中脂质核心大，斑块的纤维帽太薄，变成了"馅大皮薄的饺子"，会很容易破裂；(2)粥样斑块有炎症反应破坏了纤维帽的稳定性。而他汀类药物一方面是降低低密度脂蛋白胆固醇，另一方面还有稳定斑块的作用，防止斑块破裂。这两点恰恰是他汀类降脂药物保护冠状动脉粥样硬化性心脏病的重要机理。

76 人们对高脂血症的最常见误区有哪些？

人们对血脂的认识并不陌生，民间常认为"三高"之一的高脂血症是富贵病，是生活改善后，肉类、油脂进食过多导致的，但大部分人的认识也仅停留于此，并不知道它的危害。现代医学证明，高脂血症是导致冠状动脉粥样硬化性心脏病、脑梗死的重要危险因素，合理管理血脂能降低心脑血管事件的发生率也是现代医学研究的热点，但是对血脂的认识，许多患者仍存在一些误区。

（1）高脂血症等于甘油三酯增高。

有的患者认为血脂就是甘油三酯。事实上，胆固醇升高，尤其是胆固醇中的低密度脂蛋白胆固醇升高，在一定程度上比单纯甘油三酯升高危害更大。因为低密度脂蛋白胆固醇对动脉硬化斑块形成发挥了关键作用，已经被现代医学划定为心、脑缺血性疾病的重要危险因素，并且要积极降低才能预防心脑血管疾病的发生。

（2）胆固醇都是有害的。

胆固醇是人体某些物质合成的重要材料，例如可以合成维生素 D、各种激素等，但血中含量超过正常所需量时，就会沉积在血管壁上，形成斑块，导致动脉狭窄，若斑块脱落还会引起急性中风、急性心肌梗死等严重事件。但胆固醇中也有一个"好胆固醇"，即高密度脂蛋白胆固醇，其含量越高，越有利于防止动脉硬化的形成，发生心脑血管疾病的可能性就越小。因此胆固醇也不全是有害的。

（3）瘦人不会发生高脂血症。

许多人把血脂高与肥胖联系在一起。有些瘦人或中等体形的人查出血脂高会非常疑惑，认为身上脂肪多的人血脂才会高，而瘦子不会患高脂血症。其实不然，血脂高低与肥胖并无明确关联，高脂血症与许多因素有关，如遗传、生活习惯（如熬夜、工作久坐不动等）、饮食、抽烟等。高脂血症并非胖子的"专利"，瘦人或一般体形的人血脂也会高。

（4）血脂高不需要吃药，只需要控制饮食。

有些患者认为只需要少吃油腻的东西，再加上一定的运动就可以降低血脂含量，不需要吃药，而且认为降血脂的药物有副作用，因此不听医生劝告，抗拒吃药。这其实是属于似懂非懂、盲目自信。事实上轻度的血脂升高，在没有任何基础疾病时，尚可以通过饮食控制。但对于血脂含量过高，或有心脑血管缺血病变发生时，药物治疗十分必要。常用的降血脂的他汀类药物，即使发生了副作用，停药一段时间后也可以自行恢复，对身体影响并不大，长期使用好处大于坏处。但若不服用降脂的药物，动脉斑块会加速形成，相当于是给心脑血管疾病打开了一扇门，等到发病时再服用为时已晚。

（5）化验单正常就万事大吉。

对于一般人来说，血脂只要控制在正常范围内即可。但对于已经发生了心脑缺血性病变者，血脂的控制要求会更加苛刻，对这类患者来说，低密度脂蛋白胆固醇应该控制在 2mmol/L 以下才能有效防止中风的发生，而并非正常的 3.1mmol/L 以下就万事大吉。

77 高脂血症就是血黏度高吗

高脂血症和血黏度高不是同一回事，血液黏稠度是一个血液流变学的概念，血脂是指血液中的脂质。血脂高会导致血液黏稠度高，而血黏度高除了由血脂引起外，还可能由血糖高、血红蛋白高等引起。

78 高脂血症会遗传吗

现在医学上已经证明，家族性的高胆固醇血症可以遗传。

第 **3** 章

冠状动脉粥样硬化性心脏病

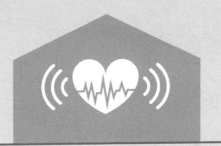

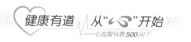
概 述

79 冠状动脉粥样硬化性心脏病是怎么回事 ❓

　　冠状动脉粥样硬化性心脏病简称冠心病，是冠状动脉发生粥样硬化病变使血管腔变窄或阻塞，造成心肌缺血、缺氧或坏死从而导致的心脏病。但是冠状动脉粥样硬化性心脏病的范围可能更广泛，还包括炎症、栓塞等导致管腔狭窄或闭塞。世界卫生组织将冠状动脉粥样硬化性心脏病分为5大类：无症状心肌缺血（隐匿性冠状动脉粥样硬化性心脏病）、心绞痛、心肌梗死、缺血性心力衰竭（缺血性心脏病）和猝死。临床中常常分为稳定性冠状动脉粥样硬化性心脏病和急性冠状动脉综合征。

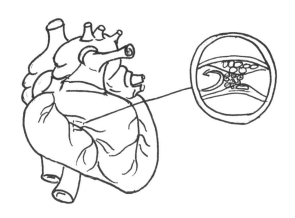

80 动脉粥样硬化的发生发展过程是怎样的 ❓

　　脂质代谢障碍为动脉粥样硬化的病变基础，其特点是受累动脉病变从内膜开始，一般先有脂质和复合糖类的积聚、出血及血栓形成，进而纤维组织增生及钙质沉着，并有动脉中层的逐渐蜕变和钙化，导致动脉壁增厚变硬、血管腔狭窄。病变常累及大中肌性动脉，一旦发展到足以阻塞动脉腔，则该动脉所供应的组织或器官都将缺血或坏死。由于在动脉内膜积聚的脂质外观呈黄色粥样，因此称为动脉粥样硬化。这一过程通常始于儿童期，伴随人的一生。更通俗地打个比方，就像自来水管道，如果不停地有脏东西逐渐附着在管壁上，随着时间的推移会越积越多，最终会导致水流变细，极少数甚至"停水"了。动脉粥样硬化不是仅发生在冠状动脉上，而是全身的动脉都会发生，引起狭窄。很多中老年人在体检时做超声检查才发现颈动脉、椎动脉、肾动脉内存在硬化斑块，甚至血管变狭窄，也是这个原因。

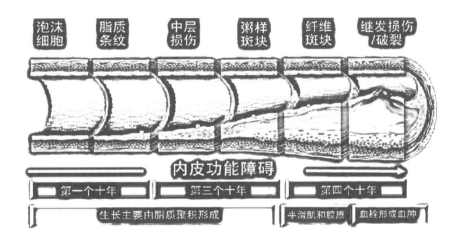

 冠状动脉粥样硬化性心脏病是怎么形成和发展的

　　动脉粥样硬化是导致冠状动脉粥样硬化性心脏病的主要因素。随着冠状动脉内的斑块逐渐增大、增厚，就会堵塞冠状动脉，使心脏的供血逐渐减少，当斑块堵塞冠状动脉管径达 70% 以上时，心肌就会发生缺血、缺氧，出现胸痛、胸闷、憋气、心前区不适等症状，即出现"心绞痛"，通常发生于用力、活动或者情绪激动的时候，休息或舌下含化硝酸甘油可以缓解，严重时在休息状态下甚至睡眠时也会发作。

这里要补充一点，很多患者说，自己从来就没有过心绞痛，只是有点胸闷或者心前区"说不出来的不舒服"，怎么也会是心绞痛呢？其实，心绞痛发作时并不一定会"痛"，大多数人不"痛"，只是上面提到的"胸闷、不适"，还有的患者表现为"胃疼""牙疼""嗓子疼""嗓子发紧""左侧肩膀和胳膊疼"，甚至仅仅表现为乏力等，更有患者完全没有任何症状，只是查体时发现有心电图或者心脏超声异常现象，做了冠状动脉造影才发现是严重的冠状动脉粥样硬化性心脏病。但向这种患者仔细追问病史后发现，绝大多数患者还是有过不适的，只是不严重，未引起足够的重视而已。无论症状如何各异，冠状动脉造影是诊断冠状动脉粥样硬化性心脏病的"金标准"，如果造影结果有问题，那就是冠状动脉粥样硬化性心脏病。但冠状动脉 CTA 检查，只能是初步的筛查，不能作为最后的明确诊断，也不能作为是否需要放支架和做搭桥的依据。

冠状动脉内的斑块一旦破裂，引起急性血栓形成，造成冠状动脉的急性闭塞，就称为"急性心肌梗死"。患者可以出现持续性胸痛或心前区不适，向后背部、左前臂或咽喉等部位放射，休息或者舌下含服硝酸甘油不能缓解，如果心肌缺血超过一定的时间，心肌细胞将发生永久性坏死，不能再生，如果缺血面积较大，可能发生心力衰竭或者猝死。

82 冠状动脉粥样硬化性心脏病到底是哪些血管出了问题？

冠状动脉粥样硬化性心脏病是冠状动脉粥样硬化使管腔狭窄、痉挛或阻塞导致心肌缺血、缺氧或坏死而引发的心脏疾病。冠状动脉是供应心脏自身营养的血管，位于心脏表面，总共有三支主要血管，左边分别叫前降支和回旋支，它们来自一条共同的血管——左主干，右边叫右冠状动脉，之所以会得冠状动脉粥样硬化性心脏病就是因为这几条冠状动脉出了问题。

我们通常所说的"三支病变"，即指前降支、回旋支和右侧冠状动脉都变狭窄了。而为什么都认为"左主干病变"比较严重呢？从下图可以看出，左主干（下图中"左冠状动脉"所指的位置）位于左冠状动脉的源头，就像水源堵塞了，下游所有区域就都干涸了一样，一旦这里发生严重狭窄，将导致 2/3 的心脏发生缺血，所以说比较严重。

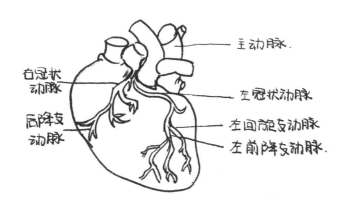

83　心脏那里不舒服就一定是心脏病吗 ?

心前区部位包含有血管、神经、淋巴、胸膜、肺、纵隔，很多疾病都可能表现为心前区不舒服，需要到正规医院鉴别诊治。

84　哪些人容易得冠状动脉粥样硬化性心脏病 ?

以下人群容易得冠状动脉粥样硬化性心脏病：

（1）中老年男性；（2）绝经后的女性；（3）长期大量吸烟者；（4）饮食不当者；（5）高血压患者；（6）糖尿病患者；（7）高脂血症患者；（8）体重超重者；（9）缺乏运动者；（10）长期服用避孕药的女性；（11）长期精神紧张者；（12）家族有冠状动脉粥样硬化性心脏病的患者。

85 "三高"的人容易得冠状动脉粥样硬化性心脏病吗 ❓

是的。"三高"即高脂血症、高血压、高血糖（糖尿病），这是众所周知的引发冠状动脉粥样硬化性心脏病的危险因素，也是三种慢性病，重在长期控制，它们的危害是缓慢的、全面的，往往需要数十年才能发病，故不能引起某些患者的重视，但一旦犯病，都是复杂的、多系统的棘手疾病，如冠状动脉粥样硬化性心脏病合并肾功能不全、脑动脉硬化、外周动脉硬化等。

86 为什么绝经后女性容易得冠状动脉粥样硬化性心脏病 ❓

绝经后女性容易得冠状动脉粥样硬化性心脏病，主要原因包括以下两方面：第一，绝经女性雌激素水平下降，本身雌激素对冠状动脉有一定的保护作用，所以雌激素水平下降就失去了对冠状动脉的保护作用，那么绝经以后的女性就容易得冠状动脉粥样硬化性心脏病；第二，绝经以后的女性往往年龄较大，而引发冠状动脉粥样硬化性心脏病的危险因素就包括年龄，年龄越大就越容易得冠状动脉粥样硬化性心脏病。所以说，绝经女性要比年轻女性容易得冠状动脉粥样硬化性心脏病。

87 冠状动脉粥样硬化性心脏病的发病和气候有关系吗 ❓

冠状动脉粥样硬化性心脏病的发病和气候是有一定关系的，冬天的冠状动脉粥样硬化性心脏病的发病率比夏天多出三到四倍。冬天发病率高的原因有两个：一是天冷之后，血压普遍升高；二是冬天血管比较容易收缩，如果血管长了一些斑块，血管收缩，就会把斑块破坏掉，从而形成血栓，就会得冠状动脉粥样硬化性心脏病。

88 为什么冠状动脉粥样硬化性心脏病患者一定要有良好的睡眠并休息好 ?

　　因为睡眠不好，大脑皮层对全身的调节功能就会下降，从而引起很多代谢问题，如血压改变、血糖改变、血脂改变。休息能使机体保持一个好的状态，长时间休息不好，会造成身体的压力，身体就越来越懒惰，代谢就会越来越慢；代谢慢了，毒性的东西、脂质的东西代谢得越来越慢，血糖就会越来越高，血脂和血压也会越来越高。因此充足的休息对冠状动脉粥样硬化性心脏病患者很重要。

89 冠状动脉粥样硬化性心脏病、心绞痛、急性心肌梗死、急性冠脉综合征四者有什么关系 ?

　　冠状动脉粥样硬化性心脏病是一个比较大的概念，如果把冠状动脉粥样硬化性心脏病比作"一棵大树"的话，心绞痛和心肌梗死就是"这棵大树上的枝干"，换言之，心绞痛和心肌梗死是冠状动脉粥样硬化性心脏病下小的分支。众所周知，冠状动脉粥样硬化性心脏病是冠状动脉粥样硬化引起心肌的缺血缺氧或者是坏死而出现的疾病，因此又称为缺血性心脏病。当冠状动脉粥样硬化导致血管发生狭窄或闭塞引起的心肌缺血缺氧是一个短暂而又急剧的状态的时候，称之为心绞痛。而心肌缺血缺氧是一个持续而又严重的状态时则称为心肌梗死。冠状动脉粥样硬化性心脏病是心血管科常见病，也是危害人类健康的常见疾病，多见于 40 岁以上的成年人。近年来，根据冠状动脉粥样硬化性心脏病发病特点和治疗原则不同将其分为急性冠脉综合征和慢性稳定性冠状动脉粥样硬化性心脏病两大类，心肌梗死和不稳定型心绞痛属于前者，稳定型心绞痛属于后者。

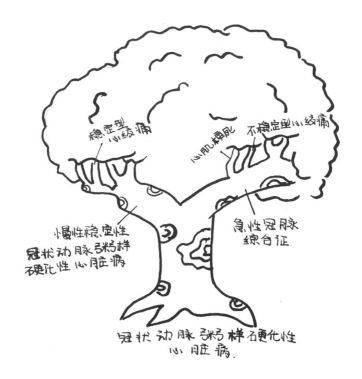

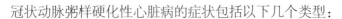

90 冠状动脉粥样硬化性心脏病有哪些症状？

冠状动脉粥样硬化性心脏病的症状包括以下几个类型：

（1）心绞痛型。

心绞痛表现为胸骨后的压榨感、闷胀感，伴随明显的焦虑，持续 3～5 分钟，常发散到左侧臂部、肩部、下颌、咽喉部、背部，也可放射到右臂，有时可累及这些部位而不影响胸骨后区。用力、情绪激动、受寒、饱餐等增加心肌耗氧情况下发作的称为劳力性心绞痛，休息和含化硝酸甘油可得到缓解。

有时候心绞痛不典型，可表现为气紧、晕厥、虚弱、嗳气，尤其老年人易发生。根据发作的频率和严重程度分为稳定型心绞痛和不稳定型心绞痛。稳定型心绞痛指的是发作一个月以上的劳力性心绞痛，其发作部位、频率、严重程度、持续时间、诱使发作的劳力大小、能缓解疼痛的硝酸甘油用量基本稳定。

不稳定型心绞痛指的是原来的稳定型心绞痛发作频率、持续时间、严重程度增加，新发作的劳力性心绞痛（发生1个月以内）或静息时发作的心绞痛。不稳定性心绞痛是急性心肌梗死的前兆，所以一旦发现应立即到医院就诊。

（2）心肌梗死型。

梗死发生前一周左右常有前驱症状，如静息和轻微体力活动时发作的心绞痛，伴有明显的不适和疲惫。梗死时表现为持续性剧烈压迫感、闷塞感，甚至刀割样疼痛，位于胸骨后，常波及整个前胸，以左侧为重。部分患者可沿左臂内侧向下放射，引起左侧腕部、手掌和手指麻刺感，部分患者可放射至上肢、肩部、颈部、下颌，以左侧为主。

疼痛部位与以前心绞痛部位一致，但持续更久，疼痛更重，休息和含化硝酸甘油都不能缓解。有时候表现为上腹部疼痛，容易与腹部疾病混淆。伴有低热、烦躁不安、多汗和冷汗、恶心、呕吐、心悸、头晕、极度乏力、呼吸困难、濒死感，持续30分钟以上，常达数小时。发现这种情况应立即就诊。

（3）无症状性心肌缺血型。

无症状性心肌缺血又叫无痛性心肌缺血或隐匿性心肌缺血，指确有心肌缺血的客观证据（心电活动、左室功能、心肌血流灌注及心肌代谢等异常），但缺乏胸痛或与心肌缺血相关的主观症状。

（4）缺血性心肌病型。

缺血性心肌病是指由于长期心肌缺血导致心肌局限性或弥漫性纤维化，从而产生心脏收缩和（或）舒张功能受损，引起心脏扩大或僵硬、充血性心力衰竭、心律失常等一系列临床表现的临床综合征。

（5）猝死型。

目前认为，该病患者心脏骤停是在冠状动脉粥样硬化的基础上，发生冠状动脉痉挛或微循环栓塞使心肌急性缺血，造成局部电生理紊乱，引起暂时的严重心律失常（特别是心室颤动）所致。

91 哪些检查可以帮助诊断冠状动脉粥样硬化性心脏病

常规的检查有三种。（1）心电图：定期复查心电图，可及时发现有无新的心肌缺血、心律失常等情况，尤其在患者有症状时，更应及时复查，但心电图检查阳性率较低。（2）冠状动脉CTA：多排CT冠状动脉成像是无创检测冠状动脉狭窄的良好方法，但在钙化病变、血管迂曲及有支架时检查结果与实际情况可能有误差，对支架内再狭窄的评价价值有限。（3）冠状动脉造影：可对冠状动脉原有病变和新发病变情况做出准确判断，也能够对支架内有无再狭窄做出准确评价。

92 冠状动脉粥样硬化性心脏病如何治疗

目前，冠状动脉粥样硬化性心脏病大体上可以分为稳定性心绞痛、急性冠脉综合征（包括不稳定性心绞痛、非ST段抬高性心肌梗死和ST段抬高性心肌梗死）。应该在规范药物治疗的基础上，行冠状动脉造影评价罪犯血管，选择合适的治疗方法。严重者需选择支架治疗，如果在冠状动脉造影后发现病变过重，亦可根据具体情况，选择搭桥治疗。

93 治疗冠状动脉粥样硬化性心脏病一般要用哪些药物

冠状动脉粥样硬化性心脏病患者具体情况不同，药物治疗方案因人而异，所以请在医生指导下正规治疗，如果确诊了冠状动脉粥样硬化性心脏病，只要没有禁忌证，有两种药物是必须使用的：一个是阿司匹林，一个是他汀类药物。如果已经发生过心肌梗死，或者合并糖尿病，或者有心力衰竭，还需要服用美托洛尔、比索洛尔等药，以及普利类药物。如果有心绞痛，还需要服用硝酸酯类药物。是否选择或使用这些药物，需要由医生决定。

94　治疗冠状动脉粥样硬化性心脏病必须用他汀类药物吗

他汀类药物能够有效改善冠状动脉粥样硬化性心脏病患者的预后，如果没有明确的不良反应和禁忌，冠状动脉粥样硬化性心脏病患者应该终身服用。

95　单纯吃药能治愈冠状动脉粥样硬化性心脏病吗

对于轻度的冠状动脉粥样硬化性心脏病，其实也主要是通过冠状动脉造影检查，明确狭窄程度，若是狭窄 50% 左右的，就选择药物保守治疗。能够规范地服用药物，一般能够达到临床治愈，但是需要规律地服用，定期复查。因为本身冠状动脉粥样硬化性心脏病有可能会发展，发展的可能性与不规律服药、不良生活习惯及合并其他疾病等有关。若合并有这些情况，冠状动脉粥样硬化性心脏病发展就会快一些。单纯靠服药，治愈冠状动脉粥样硬化性心脏病的可能性非常渺茫，如果冠状动脉粥样硬化性心脏病比较重，冠状动脉狭窄非常重，这种情况单纯吃药肯定无法治愈，一般情况下需要做冠状动脉内支架植入手术，严重的有可能做冠状动脉搭桥手术，单纯靠吃药随时都有可能发生急性的心肌梗死。

96　什么样的冠状动脉粥样硬化性心脏病患者需要手术治疗

冠状动脉粥样硬化性心脏病的手术治疗是有要求的，一般患者做支架手术必须血管堵塞到 75% 以上，左主干狭窄在 50% 以上。搭桥手术是在支架手术不起作用或是不能植入更多支架的情况下才做。

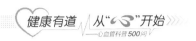
97 冠状动脉粥样硬化性心脏病患者行冠状动脉支架或冠状动脉搭桥手术的风险大吗 **?**

任何手术都存在一定风险，但冠状动脉粥样硬化性心脏病本身风险更大。给冠状动脉支架植入手术或冠状动脉搭桥手术贴上"危及生命"的标签是十分不合理的，多年前这类手术的风险偏高，但医学技术的进步大大减小了这类手术的风险。

98 冠状动脉粥样硬化性心脏病手术是植入支架好还是搭桥好 **?**

植入支架手术相比于搭桥手术来说，创伤会小一些，同时恢复得也快一些。在动脉严重硬化时我们选择搭桥手术，搭桥适应证有：（1）左主干病变和左主干相关病变；（2）多支多处血管病变，尤其三支病变、合并严重的前降支近端病变和（或）射血分数低下者（EF＜50%）；（3）不宜做冠状动脉粥样硬化性心脏病介入治疗、介入治疗效果不良或者再狭窄者；（4）冠状动脉搭桥术后的血管狭窄；（5）冠状动脉同时合并其他需要外科手术治疗的心脏疾病，如瓣膜病、先天性心脏病或者心肌梗死并发症。搭桥手术可以有效快速地恢复心肌供血。但是搭桥手术的创伤会比较大，难度较高，冠状动脉搭桥手术是在病变血管的远端找一个靶点，移植一根新的血管过去，按照标准，要求靶点的直径在 1.5mm 以上。支架和搭桥这两种治疗方法都是有利有弊的，在选择治疗方法时要根据自身血管病变情况和医生的建议来定。

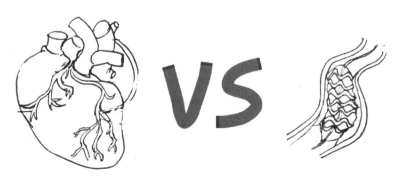

99 冠状动脉粥样硬化性心脏病做完支架植入手术或搭桥手术后一定要服用哪些药物 **?**

　　首先要强调抗血小板的治疗，常用阿司匹林和氯吡格雷。另外一个非常重要的药物，就是他汀类药物。不管放支架还是搭桥，除了这些药物以外，对于一些冠状动脉粥样硬化性心脏病的相关疾病，我们也需要用其他药物积极控制，比如说高血压、糖尿病的药物，以达到一个综合的控制，争取控制所有的危险因素。

100 冠状动脉粥样硬化性心脏病做完支架植入手术或搭桥手术后必须注意哪些事 **?**

　　冠状动脉粥样硬化性心脏病做完支架植入手术或搭桥手术后必须注意以下几点：

　　（1）控制饮食。主食除米面以外，适当搭配杂粮及豆类。瘦肉（鸡、鱼）每日 100 ～ 150 克，不吃肥肉，少吃动物内脏。用植物油，不用或少用动物油。青菜、水果多吃有益。花生、核桃仁可常吃，但不宜过量。盐要控制，成人每天摄入 5 ～ 6 克食盐就足够了，建议选择市售的低钠盐。

　　（2）控制饮酒。尽量少喝酒，即使是葡萄酒，也应有所节制。最有益的饮料是白开水和茶，不要多喝含糖饮料。

　　（3）适当活动。术后早期及恢复期应适当活动。患者术后第一次从事体育运动时，必须测脉搏，运动要严格按运动处方进行，既不保守，也不激进，要循序渐进、持之以恒。运动前要做好准备活动，如果在运动中出现胸闷、胸痛、憋气、头晕、心跳加快等不适，应立即停止活动，并及时到医院就诊。患者可随身携带硝酸甘油等急救药品，以备不时之需。饭前、饭后不要立即运动。阴雨天、气候闷热或寒冷时，应减少运动量或暂停运动。运动后，应休息 20 分钟再沐浴。需要提醒的是，体育运动不能取代药物治疗，患者切忌擅自改变心脏病药物的用量和方法。

（4）坚持用药。术后应保持血压平稳。血压过高会增加心脏负担，血压偏低会妨碍"桥"内的血液流动。若没有禁忌证，应尽可能终身服用肠溶阿司匹林，以防止"桥"内血栓形成。

（5）定期监测。患者术后应定期到医院复查。须做心电图、心脏超声或者冠状动脉造影，以监测"桥"是否通畅。

（6）保持良好的情绪，保证充足的睡眠。

101 做支架植入手术或搭桥手术能彻底治疗冠状动脉粥样硬化性心脏病吗 ?

无论是冠状动脉支架植入手术还是搭桥手术，术后都存在血管再闭塞的风险，这两种手术都不是冠状动脉粥样硬化性心脏病治疗的终点。冠状动脉支架和冠状动脉搭桥某种意义上仅仅是救命，是解除严重冠状动脉供血不足的必要手段，暂时缓解或减少心绞痛发作的次数。但是，如果我们不改变生活方式，不积极采取药物来抑制动脉粥样硬化，不控制血压、血脂、血糖，那么无论冠状动脉支架植入还是冠状动脉搭桥，术后都有可能再次发生血管闭塞。

102 冠状动脉粥样硬化性心脏病患者做完支架植入手术和搭桥手术后又堵了怎么办 ?

无论是冠状动脉支架植入还是冠状动脉搭桥，只是人工打开狭窄的血管或通过血管搭桥移植物暂时保证冠状动脉供血通畅，但根本原因尚未消除。术后患者应坚持服用他汀类、阿司匹林等抗血小板聚集药物进行常规性治疗。一旦再次堵塞，需及时返院治疗，医生会根据实际情况采取相应的措施，有的只要加强药物治疗就可以了，有的可以通过药物球囊扩张再狭窄部位，有的需要再次植入支架。

稳定型心绞痛

103 心绞痛有哪些类型？

心绞痛可分为稳定型心绞痛和不稳定型心绞痛。稳定型心绞痛，亦称稳定型劳力性心绞痛，当冠状动脉的供血与心肌的需求发生矛盾，冠状动脉血流量不能满足心肌代谢的需要，引起心肌急剧的、暂时的缺血缺氧时，即可发生心绞痛。其特点为阵发性的前胸压榨性疼痛或憋闷感觉，男性多于女性，多数患者年龄在 40 岁以上，劳累、情绪激动、饱食、受寒、急性循环衰竭等为常见的诱因。疼痛主要位于胸骨后部，可放射至心前区和左上肢右侧，常发生于劳力负荷增加时，持续数分钟，休息或服用硝酸酯制剂后缓解。

不稳定型心绞痛，其发病机制在于冠状动脉内不稳定的粥样斑块继发病理改变，使局部心肌血流量明显减少，如斑块内出血、斑块纤维帽出现裂隙、表面上有血小板聚集及（或）刺激冠状动脉痉挛，导致缺血加重。虽然也可因劳力负荷诱发，但劳力负荷中止后胸痛并不能缓解。其特点是不稳定性，有心肌梗死的高度危险。临床表现：（1）原来是稳定型心绞痛，在 1 个月内疼痛发作的频率增加、程度加重、时限延长、诱发因素变化，硝酸酯类药物缓解作用减弱。（2）1 个月内新发生心绞痛，并由较轻的负荷所诱发。（3）休息状态下心绞痛发作或较轻微活动即可诱发，发作时表现有 ST 段抬高的变异型心绞痛也属此列。此外，贫血、感染、甲亢、心律失常等因素诱发的心绞痛称为继发性不稳定型心绞痛。

104 什么是稳定型心绞痛

稳定性心绞痛也称劳力性心绞痛。其特点为阵发性的前胸压榨性疼痛或憋闷感觉，主要位于胸骨后部，可放射至心前区和左上肢尺侧，常发生于劳力负荷增加时，持续数分钟，休息或用硝酸制剂后疼痛消失。疼痛发作的程度、频率、持续时间、性质及诱发因素等在数个月内无明显变化。此疾病多为冠状动脉粥样硬化引起，还可由主动脉瓣狭窄或关闭不全、梅毒性主动脉炎、肥厚型心肌病、先天性冠状动脉畸形、风湿性冠状动脉炎、心肌桥等引起。劳力、情绪激动、饱餐、受寒、阴雨天气、急性循环衰竭等为常见诱因。

105 稳定型心绞痛的胸痛有何特点

心绞痛以发作性胸痛为主要临床表现，疼痛的特点为：

（1）部位：主要在胸骨体上段或中段之后，可波及心前区，有手掌大小范围，甚至横贯前胸，界限不很清楚。常放射至左肩、左臂内侧，达无名指和小指，或至颈、咽或下颌部。

（2）性质：胸痛常表现为压迫、发闷或紧缩性，也可有烧灼感，但不尖锐，不像针刺或刀扎样痛，偶伴濒死的恐惧感。发作时，患者往往不自觉地停止原来的活动，直至症状缓解。

（3）诱因：发作常由体力劳动或情绪激动（如愤怒、焦急、过度兴奋等）所激发，饱食、寒冷、吸烟、心动过速、休克等也可诱发。疼痛发生于劳力或激动的当时，而不是在一天劳累之后。典型的心绞痛常在相似的条件下发生。但有时同样的劳力只有在清晨而不是在下午引起心绞痛，提示与晨间痛阈较低有关。

（4）持续时间：疼痛出现后常逐步加重，然后在 3～5 分钟内逐渐消失，一般在停止原来诱发症状的活动后即缓解。舌下含化硝酸甘油也能在几分钟内使之缓解。可数天或数星期发作一次，也可一日内发作多次。

106 哪些部位疼痛一定要注意是不是心绞痛发作

头痛、牙疼、下颌疼、胃疼、腹胀、腿疼。嗓子卡着似的，还不停地喝水。通常疼痛时间在三五分钟到十分钟，这时应警惕心绞痛的发作，尽快到最近的医院就诊。

107 心绞痛不发作的时候能检查出来吗

心绞痛发作时，心电图检出率可以达到 50% 以上；心绞痛不发作，但存在冠状动脉狭窄，心电图和心脏 B 超并不能检出，只有冠状动脉增强 CT 可以明确冠状动脉血管的狭窄程度。

所以心绞痛无论是否发作，冠状动脉造影都可以从多个体位、多个角度，动态地观察冠状动脉血管，明确冠状动脉粥样硬化性心脏病和血管狭窄程度。

108 X 综合征是怎么回事

X 综合征以胸闷胸痛反复发作、冠状动脉造影或冠状动脉 CT 正常而运动平板试验阳性作为临床诊断的标准。原因是冠状动脉微小血管发生功能障碍使心肌缺血，因此又将其命名为微血管病性心绞痛。

109 心绞痛患者在饮食方面必须注意哪些事

（1）控制盐的摄入。少吃盐，盐的主要成分是氯化钠，长期大量食用氯化钠，会使血压升高，血管内皮受损。心绞痛的患者每天的盐摄入量应控制在 6克以下。

（2）控制脂肪的摄入。少吃脂肪、减少热量的摄取。高脂饮食会增加血液黏稠度，增高血脂，高脂血症是心绞痛的诱因。应尽量减少食用油的量，油类也是形成脂肪的重要物质。但可以选择含不饱和脂肪酸的植物油代替动物油，每日的总用油量应限制在 5 ～ 8 茶匙。

（3）避免食用动物内脏。动物内脏含有丰富的脂肪醇，例如肝、心、肾等。

（4）戒烟限酒。众所周知，烟酒对人体有害，它不仅诱发心绞痛，也诱发急性心肌梗死。

（5）多吃富含维生素和膳食纤维的食物。多吃利于改善血管的食物，避免吃刺激性食物和胀气食物，注意少食多餐，切忌暴饮暴食。

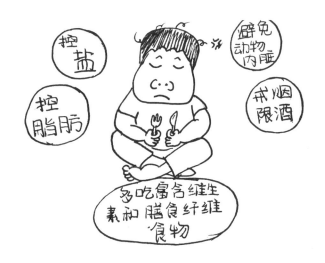

110 心绞痛如何治疗？

心绞痛如果是由冠状动脉粥样硬化引起的，治疗方法和冠状动脉粥样硬化性心脏病的相似，包括药物治疗、植入支架治疗。病情严重，需要做搭桥手术治疗。如果仅仅是冠状动脉痉挛引起的心绞痛，患者服用一定的口服药物，或者适当休息以后，症状会得到减轻和缓解。

111 为什么心绞痛患者要随时备着硝酸甘油含片

因为硝酸甘油是短效扩血管药物，舌头下的腺体最多，吸收最快，能起急救作用。因此备硝酸甘油含片能让心绞痛患者在突发心绞痛时自我急救。

急性冠脉综合征

112 急性冠脉综合征是怎么回事

急性冠脉综合征（ACS）是以冠状动脉粥样硬化斑块破裂或侵袭，以继发完全或不完全闭塞性血栓为病理基础的一组临床综合征，包括急性 ST 段抬高性心肌梗死、急性非 ST 段抬高性心肌梗死和不稳定型心绞痛（UA）。

ACS 是一种常见的严重的心血管疾病，是冠状动脉粥样硬化性心脏病的一种严重类型。常见于老年男性，绝经后女性，吸烟者，高血压、糖尿病、高脂血症患者，腹型肥胖者，以及有早发冠状动脉粥样硬化性心脏病家族史的患者。ACS 患者常常有发作性胸痛、胸闷等症状，可导致心律失常、心力衰竭，甚至猝死，严重影响患者的生活质量和寿命。如及时采取恰当的治疗方式，则可大大降低病死率，并减少并发症，改善患者的预后。

113 引起急性冠脉综合征的原因有哪些

急性冠脉综合征最常见的原因为动脉粥样硬化。冠状动脉粥样硬化可造成血管管腔狭窄从而导致心肌血供不足；粥样斑块破裂或脱落阻塞冠状动脉血管，造成冠状动脉血供急剧减少或中断，即可发生急性冠脉综合征；还有少数急性冠脉综合征（ACS）由非动脉粥样硬化性疾病所致（如动脉炎、外伤、夹层、血栓栓塞、先天异常、滥用可卡因，或心脏介入治疗并发症）。另外，当冠状动脉的供血与心肌的需血发生矛盾，冠状动脉血流量不能满足心肌代谢的需要，也可引起急性冠脉综合征。

114 诱发急性冠脉综合征的危险因素有哪些？

（1）主要的危险因素。

①年龄、性别。本病临床上多见于40岁以上的中老年人。近年来，临床发病年龄有年轻化趋势。与男性相比，女性发病率较低，但在更年期后发病率增加。

②血脂异常、脂质代谢异常是动脉粥样硬化最重要的危险因素。总胆固醇（TC）、甘油三酯（TG）、低密度脂蛋白（LDL）或极低密度脂蛋白（VLDL）增高，相应的载脂蛋白B（apoB）指标增高；高密度脂蛋白（HDL）指标降低，载脂蛋白A（apoA）指标降低都被认为是危险因素。此外脂蛋白（a）[Lp（a）]增高也可能是独立的危险因素。在临床实践中，以总胆固醇及低密度脂蛋白增高最受关注。

③高血压。血压增高与本病关系密切。60%～70%的冠状动脉粥样硬化患者患有高血压，高血压患者的血压较血压正常者高3～4倍。收缩压和舒张压增高都与本病密切相关。

④吸烟。与不吸烟者相比，吸烟者本病的发病率和病死率增高2～6倍，且与每日吸烟的支数呈正比。被动吸烟也是危险因素。

⑤糖尿病和糖耐量异常。糖尿病患者不仅本病发病率较非糖尿病者高出数倍，且病变进展迅速。本病患者糖耐量减低也十分常见。

（2）其他危险因素。

①肥胖；②从事体力活动少，脑力活动紧张，经常有工作紧迫感；③常进较

高热量、含较多动物性脂肪、胆固醇、糖和盐的食物；④遗传因素，家族中有在年龄 <50 岁时患本病者，其近亲得病的机会可 5 倍于无这种情况的家族；⑤性情急躁、好胜心和竞争性强、不善于劳逸结合的 A 型性格。

（3）新近发现的危险因素。

①血中同型半胱氨酸增高；②胰岛素抵抗增强；③血中纤维蛋白原及一些凝血因子增高；④病毒、衣原体感染等。

115 青少年如何早期发现急性冠脉综合征

急性冠脉综合征患者以中老年人为主，不容忽视的是年轻人也可发生急性冠脉综合征，近年来发病率增高，且年轻化趋势明显。怀疑得了急性冠脉综合征，首先应该进行心电图检查，还应该进行心肌酶、心脏彩超、冠状动脉 CT、冠状动脉造影等检查。

116 冠状动脉硬化是如何导致急性冠脉综合征发生的

冠状动脉硬化发展为急性冠脉综合征是需要时间的，一般情况下需要五年到十年的时间。动脉硬化合并高血压，可能会导致动脉壁损伤，这种情况有可能导致局部的炎症反应、脂质沉积、局部纤维化、钙化，沉积以后有可能导致局部增生，使血管狭窄，狭窄到一定程度以后可能就会引发心肌缺血，引发不稳定心绞痛。另外，斑块不稳定，可能会发生碎裂，碎裂以后脱落可能会形成急性血栓，引发急性心肌梗死，这种情况也会出现急性冠脉综合征。所以如果有动脉硬化，一定要积极控制，尤其要控制危险因素，高血压、高脂血症、糖尿病患者和肥胖人群一定要将指标控制在正常范围内，如此才能够延缓动脉硬化的发展。

动脉硬化使管腔狭窄甚至形成血栓，从而影响机体的血运，会造成供血不

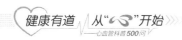
足，甚至是出现完全血运终止的情况，会引发一些缺血事件：在脑就是缺血性脑血管病，在心脏就是急性冠脉综合征。

117 \ 急性冠脉综合征发作前都有哪些先兆信号 ？

很多急性冠脉综合征患者会出现明显的胸痛、大汗、背部疼痛症状，有的甚至出现放射痛，放射到左手的无名指，伴有大汗。还有很多患者的急性冠脉综合征是突然发生的，发生的时候没有任何先兆。有些人会有一些表现，比如在急性冠脉综合征发生前的几天或者一周内，可能会出现心前区不适、乏力等症状，尤其是在活动、劳累的时候，可能会感到心脏不舒服，胸闷，还有可能出现心悸。这种情况往往是心肌缺血导致的心脏早搏或其他问题，再就是本身有心绞痛发作史，但是近期发作的性质发生了改变，一般情况下都是发作比较频繁，发作的时候持续时间比较长。这种情况就提示急性冠脉综合征有可能会出现急性的心肌梗死，一定要抓紧时间去医院救治。

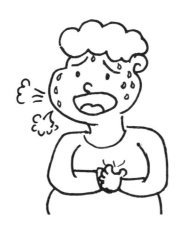

118 \ 急性冠脉综合征诊断标准是什么 ？

对于急性冠脉综合征的诊断标准，要从以下三个方面进行分析：第一，患者应该有明显的症状，在症状表现上主要就是胸闷、胸痛，伴有肩背部放射痛、大汗、濒死感；另外，该疾病的发作跟活动劳累有一定关系。第二，结合辅助检查，尤其是心电图检查。患者急性冠脉综合征发作的时候，心电图有明显的缺血改变，甚至出现急性心肌梗死心电图的改变。第三，结合化验血的指标，一般情况下心肌酶有可能会升高，尤其是对于急性的心肌梗死，心肌酶往往是偏高的。但对于不稳定型心绞痛，心肌酶有可能是正常的。所以，对于急性冠脉综合征的诊断标准，主要就是结合以上三点。如果符合其中两点，就能够完全诊断急性冠脉综合征，此时，患者一定要及时接受规范治疗。

119 急性冠脉综合征都有哪些并发症 ？

急性冠脉综合征的并发症主要有心源性休克、动脉栓塞、室壁瘤、乳头肌功能障碍，发生率可高达 50%，会导致心功能不全。心室游离壁破裂是心脏破裂最严重的一种，常在发病一周内出现，患者死亡率高。栓塞发生率为 1% ～ 6%，多见于起病后 1 到 2 周，为左心室附壁血栓所致，引起脑、肾、脾等动脉栓塞。室壁瘤，多见于左心室，发生率 5% ～ 20%，多见于前壁，形成广泛的心肌梗死。

120 急性冠脉综合征如何治疗 ？

急性冠脉综合征的主要症状包括心肌梗死和不稳定心绞痛。对于不稳定心绞痛主要是进行积极的预防血栓、稳定斑块治疗。心肌梗死分为 ST 段抬高心肌梗死和非 ST 段抬高心肌梗死。对于 ST 段抬高心肌梗死建议尽早采取溶栓或者介入的再灌注治疗，以挽救更多的心肌细胞，应该进行积极的抗栓、抗动脉硬化的治疗。而对于非 ST 段抬高心肌梗死，建议尽早进行介入治疗，以达到再灌注的目的，同时也应积极地进行抗栓和抗动脉硬化的药物治疗。

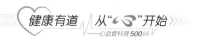
121 急性冠脉综合征的患者如何护理 ❓

急性冠脉综合征患者应注意食用清淡易消化的食物，急性期过后宜低盐低脂饮食，如合并糖尿病还应注意控制糖分的摄入。

心肌梗死急性发作时，应以卧床休息为主。对血液动力学稳定且无并发症的患者可根据病情卧床休息1～3天，一般第2天可允许患者坐在床旁大便，病情不稳定及高危患者卧床时间可适当延长。避免过度紧张、焦虑、兴奋和劳累，注意保持大便通畅，便秘者应适当通便，切不可过度用力排便，以免诱发心肌缺血、心律失常，甚至心脏破裂。

戒烟：所有急性冠脉综合征患者均需戒烟。

运动：急性冠脉综合征患者出院前应做运动耐量评估，并制定个体化体力运动方案。对于所有病情稳定的患者，建议每日进行30～60分钟中等强度的有氧运动（例如快步行走等），每周至少坚持5天。此外，还可建议每周进行1～2次阻力训练。体力运动应循序渐进，避免诱发心绞痛等不适症状。

控制体重：应监测体重，建议通过控制饮食与增加运动量将体质指数控制于24kg/m² 以下。

122 急性冠脉综合征患者需长期服药吗 ❓

急性冠脉综合征患者需要长期服药，需要长期服用的药物包括阿司匹林100mg/d；如果存在阿司匹林禁忌证，可用氯吡格雷75mg/d；如行支架治疗，氯吡格雷应至少服用12～18个月，使用β阻滞剂，使用期间应注意监测心率、血压，防止出现心动过缓或低血压；降脂治疗，使低密度脂蛋白降至100mg/dL以下。

123 急性冠脉综合征患者在饮食方面需要注意哪些事项 ❓

患者宜食用清淡、易消化、产气少、富含维生素、优质蛋白质及纤维素的食物。每天保证必需的热量和营养，少食多餐，避免因过饱而加重心脏负担，忌烟酒。有资料表明，肥胖、吸烟、高血压、高脂血症、局部炎症细胞的浸润，以及全身性炎症，会引发冠状动脉粥样硬化性心脏病。所以要严格限制甜食，少吃胆固醇含量高的食物，如动物内脏、肥肉和巧克力等。心功能不全和高血压者应限制钠盐摄入，同时正确记录出入水量。要保持排便通畅，用力排便将使腹压和血压升高，机体耗氧量增加，易诱发心绞痛、心肌梗死、脑溢血而危及生命。对排便困难者给予缓泻剂。

124 急性冠脉综合征患者如何进行康复锻炼 ❓

临床实践认为，急性冠脉综合征患者若能早起床、早活动，将有利于早日康复。那么冠脉综合征患者怎么进行康复训练呢？根据心功能的情况，开一个运动处方，逐渐地增加他的运动量，包括一些有氧运动，甚至包括一些阻力运动，都可以去做。患者若无并发症，可以按以下顺序进行训练。（1）发病后数日内在床上活动，如洗脸、刷牙、静坐和活动上半身等。（2）在室内自由走动，上室内厕所。（3）在走廊步行 50m。（4）在走廊步行 150m，使用室外厕所。（5）在走廊步行 300m。（6）在走廊步行 600m。（7）自己洗发，上下 10 级楼梯。（8）自己淋浴，上下 20～40 级楼梯。（9）上下 40～60 级楼梯。康复训练的注意事项：每天进行训练，活动需要循序渐进，逐步提高。由于每个患者的病情有所不同，训练不能强求一致，应随时调整；训练时应有医务人员或者家人监督，如有异常要及时采取措施。

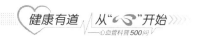

125 | 急性冠脉综合征患者在进行性生活时需要注意哪些事项 ❓

急性冠脉综合征患者 6 周之内最好避免性生活。以后根据患者性功能的情况、缺血情况治疗的反应，可以考虑逐渐恢复性生活。

126 | 急性冠脉综合征可以预防吗 ❓

起居、生活规律，加强防寒保暖；建议日常生活中饮食清淡，戒烟限酒；鼓励坚持适度的运动锻炼并很好地控制体重；注意保持心理平衡，做到乐观豁达。冠状动脉粥样硬化性心脏病患者必须有规律地服用他汀等药物，定期到医院复查，维持病情稳定；学会识别急性冠脉综合征发作的早期征兆并熟知最基本的应急处理常识。

127 | 急性冠脉综合征的典型症状有哪些，个人感觉一样吗 ❓

急性冠脉综合征的典型表现为发作性胸骨后闷痛，紧缩压榨感或压迫感、烧灼感，可向左上臂、下颌、颈、背、肩部或左前臂右侧放射，呈间断性或持续性，伴有出汗、恶心、呼吸困难、窒息感，甚至晕厥，持续时间超过 20 分钟，含硝酸甘油不能完全缓解时常提示有心肌梗死的危险。

个人感觉不太一样，部分患者在发病前数日有乏力、胸部不适，活动时心悸、气急、烦躁、心绞痛等前驱症状。不典型表现有：牙痛、咽痛、上腹隐痛、消化不良、胸部针刺样痛或仅有呼吸困难。

128 急性心肌梗死是怎么回事儿 ？

　　冠状动脉内狭窄部位的斑块发生破裂，引起了急性血栓的形成，或狭窄部位的血管因为某些因素发生痉挛，引起整个血管的血流中断，此时就会引起相应部位心肌的缺血和坏死，这就是心肌梗死。临床上多有剧烈而持久的胸骨后疼痛，休息及硝酸酯类药物不能完全缓解，伴有血清心肌酶活性增高及进行性心电图变化，可并发心律失常、休克或心力衰竭，常会危及生命。

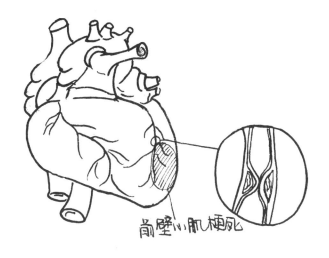

前壁心肌梗死

129 心肌梗死有哪些预兆 ？

　　大多数患者在发生心肌梗死之前常有心绞痛发作，故一旦出现以下症状应立即到医院就诊：

　　（1）胸痛。胸痛是心肌梗死的典型症状和常见症状。但并不是所有心肌梗死患者都会出现胸痛的症状，而胸痛也可能不是心脏疾病引起的。与心脏有关的胸痛通常集中于胸骨后，或中部偏左的部位。发生异常疼痛，常发作于安静时。

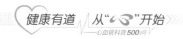
（2）突然出汗、脸色苍白。感到身体不适，且冷汗或大汗淋漓，或是脸色苍白，常感到烦躁不安、焦虑或有濒死感，这些均有可能是心肌梗死的前兆。

（3）疲惫不堪。在心肌梗死发生时或发作前可能出现疲乏症状。

130 年轻人发生的心肌梗死有什么特点

年轻人一般很少发生心肌梗死，但随着物质条件的改善和饮食结构的改变，现在的年轻人发生心肌梗死的比例也越来越高了。年轻人发生心肌梗死往往有以下几个特点：（1）有家族性心脏病的病史；（2）多见于肥胖者，就是体形特别胖的人；（3）生活习惯非常不好的年轻人，这种年轻人往往会有常熬夜、喜欢吃大鱼大肉、抽烟酗酒等不良生活习惯；（4）还有一种就是年轻人的心肌梗死往往是突发的，在发病前没有什么症状。

131 过度劳累为什么会导致心肌梗死

首先，患者本身可能就有冠状动脉粥样硬化性心脏病，对于这种患者而言，如果过度劳累，就有可能导致心肌供血、供氧不足，长期发展下去有可能就会导致急性的心肌梗死。其次，过度劳累的患者往往会出比较多的汗，这个时候如果没有及时补充水分，体内的循环血容量不足，血液就会变得黏稠。血液黏稠、循环血容量不足，很有可能导致冠状动脉内急性血栓的形成，这样就有可能会导致急性的心肌梗死。还有过度劳累会使心率加快、心肌耗氧量明显增加，也会诱发急性的心肌梗死。

132 便秘会导致心肌梗死吗

便秘的患者可能会因为在排便时用力过大，导致腹压升高，血压也随之升高；患者的心率加快，导致心肌的耗氧量增加，心肌发生严重而持久的急性缺血，易引发心肌梗死。大便时患者会用力屏气，挤压内脏，还会引起心脏破裂、大血管出现夹层动脉瘤或破裂等，致人死亡。患者在用力排便时会增大血管的压力，加快血流的速度，容易将附着在血管壁上的斑块逐渐冲进血流之中，造成血管堵塞，引发心肌梗死，甚至猝死。对于心脏病患者，便秘是引发心肌梗死十分危险的因素之一。

133 暴饮暴食为什么会引起心肌梗死 ？

暴饮暴食会增加心脏的负担，尤其是饱餐以后，消化系统内的血液比较多，这样冠状动脉内血液就少一些，就有可能导致心肌供血不足，严重的会引起心肌梗死。长期暴饮暴食，就有可能形成高脂血症、高血压、糖尿病等，高血压、糖尿病、高脂血症均是冠状动脉粥样硬化性心脏病的危险因素，这些病很容易诱发冠状动脉粥样硬化性心脏病，严重的有可能会诱发急性的心肌梗死。

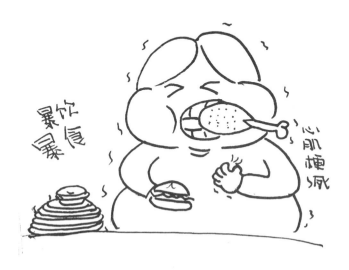

134 为什么寒冷季节和清晨多发心肌梗死 ❓

天气寒冷时，人体交感神经兴奋，小血管收缩，血压升高，心率加快，血液纤维蛋白原增加，纤溶活性下降而处于高凝低溶状态，同时血小板聚集性增高、血液黏度增高易形成动脉血栓。清晨由于生物钟效应，随着太阳升起，大脑思维开始活跃，交感神经张力增大，血中肾上腺素、儿茶酚胺及皮质激素浓度升高，使冠状动脉收缩、心肌供血量减少，心跳加快，心肌耗氧量增加。

135 发生心肌梗死前会有哪些预兆 ❓

心肌梗死患者约70%有先兆症状，主要表现为：

（1）既往无心绞痛的患者突然发生心绞痛或原有心绞痛的患者发作突然明显加重，还有就是无诱因自发发作；

（2）心绞痛性质较以往发生改变，时间延长，使用硝酸甘油不易缓解；

（3）疼痛伴有恶心、呕吐、大汗或明显心动过缓或心动过速情况；

（4）心绞痛发作时伴气短、呼吸困难等症状；

（5）冠状动脉粥样硬化性心脏病患者或老年人突然出现不明原因的心律失常、心力衰竭、休克或晕厥等情况。

上述症状一旦出现，必须认真对待，患者首先应卧床，保持安静，避免精神过度紧张；舌下含服硝酸甘油或喷雾吸入硝酸甘油，若不缓解，5分钟后可再含服一片。同时去医院就诊。若胸痛20分钟不缓解或严重胸痛伴恶心、呕吐、呼吸困难、晕厥，应立即呼叫救护车将患者送往医院。

136 心肌梗死有哪些典型症状 ❓

缺血性胸痛（持续而持久的不能缓解的胸痛）、休克、血压下降、皮肤湿冷、大汗、心率快、呼吸困难、恶性心律失常。

137 心肌梗死要注意与哪些疾病区分开 ？

有几种疾病的症状与心肌梗死很相似，所以，我们也要了解这几种疾病的特点，以免造成误诊。

（1）急性心包炎可有较剧烈而持久的心前区疼痛，心电图有 ST 段和 T 波变化。但心包炎患者在疼痛的同时或以前，已有发热和血液内白细胞计数增高现象，疼痛常于深呼吸和咳嗽时加重，病情一般不如心肌梗死严重。

（2）急性肺动脉栓塞。肺动脉大块栓塞常可引起胸痛、气急和休克，但有右心负荷急剧增加的表现，发热和白细胞增多现象出现也较早。心电图的变化与心肌梗死的不同。

（3）急腹症。患有急性胰腺炎、消化性溃疡穿孔、急性胆囊炎、胆囊结石症等时，患者可有上腹部疼痛及休克症状，可能与急性心肌梗死患者疼痛波及上腹部者混淆。但仔细询问病史和体格检查，不难做出鉴别，心电图检查和血清心肌酶测定有助于明确诊断。

（4）主动脉夹层分离以剧烈胸痛起病，颇似急性心肌梗死。但疼痛一开始即达高峰，常放射到背、肋、腹、腰和下肢，两上肢血压及脉搏可有明显差别，少数患者主动脉瓣关闭不全，可有下肢暂时性瘫痪或偏瘫症状。X 线胸片、CT，超声心动图探测主动脉壁夹层内的液体，可以鉴别。

小提示：虽然以上介绍了几种疾病和心肌梗死的鉴别方法，但是患者出现胸痛时不要"自己诊断"，一定要到医院诊治。

138 为什么心电图正常的人也要注意心肌梗死的发生 ？

心肌梗死包括急性 ST 段抬高型与急性非 ST 段抬高型两类，非 ST 段抬高

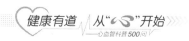

型可以表现为心电图正常。

139 心肌梗死患者在什么情况下做溶栓治疗，什么情况下做支架植入手术 ？

溶栓与支架植入均是急性心肌梗死血管再通的重要措施，需结合发病时间、患者一般情况、生命体征、基础疾病、所在医院医疗条件综合判定，由急诊医生和心内科医生协同判定。

140 心肌梗死发作时含服硝酸甘油管用吗 ？

有心肌梗死危险因素的人群或已经发生过心肌梗死的人群平时一定要备点急救药物。硝酸甘油片就是心肌梗死急救的首选药物。硝酸甘油片在急性心肌缺血状态的时候，见效时间快，可以舌下含服。它会迅速扩展冠状动脉，以改善心肌缺血情况，挽救心肌细胞，使心肌细胞缺血、缺氧、坏死的情况得到缓解，给后续治疗提供条件。此药禁用于严重贫血、青光眼、颅内压增高患者。此药连续含服，最多3次。当出现急性心绞痛时，立即舌下含硝酸甘油1片，若不见效或疗效不明显，可隔5分钟后再含1次，最多可连续含服3次，若疗效仍然不明显，不可继续含服。如含服硝酸甘油3次，疼痛不缓解且伴大汗、面色苍白、四肢发冷等症状，极可能是急性心肌梗死发作，应及时就医。家庭备用的硝酸甘油应放置冰箱冷藏层或者室外遮光、阴凉的地方储存。这类药物开封后怕热，容易变质，与空气长时间接触易氧化失效，所以应密封保存，开启后有效期为6个月。

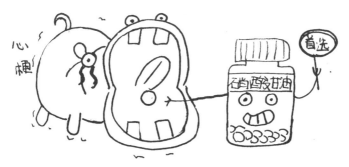

141 心肌梗死患者出院后，应该注意哪些事儿❓

心肌梗死后必须做好二级预防，预防心肌梗死再发。患者应采用合理的饮食方式（低脂肪、低胆固醇饮食）、戒烟、限酒、适度运动、心态平衡。坚持服用抗血小板药物（如阿司匹林）、β阻滞剂、他汀类调脂药及血管紧张素转化酶抑制剂，控制高血压及糖尿病等危险因素，定期复查。

除上述二级预防所述各项内容外，在日常生活中还要注意以下几点：

（1）避免过度劳累，尤其要避免搬抬过重的物品。

（2）放松精神，愉快生活，对任何事情都能泰然处之。

（3）洗澡时要特别注意，不要在饱餐或饥饿的情况下洗澡。水温最好与体温相当，洗澡时间不宜过长，冠状动脉粥样硬化性心脏病较严重的患者洗澡时，应在他人帮助下进行。

（4）气候变化时要当心，在严寒或强冷空气的影响下，冠状动脉可发生痉挛而诱发急性心肌梗死。所以每遇气候恶劣时，冠状动脉粥样硬化性心脏病患者要注意保暖或适当防护。

（5）要懂得识别心肌梗死的先兆症状并给予及时处理。

142 心肌梗死会遗传吗❓

因为冠状动脉粥样硬化性心脏病是有家族史的，所以心肌梗死也会遗传，冠状动脉粥样硬化性心脏病患者的近亲应该注意自己有没有这方面的危险因素。这类人群的体检就要更加仔细，每年都要去检查血压、血糖、血脂有没有超标。保持健康的生活方式，低盐低脂饮食，经常运动，也可以合理预防。

143 心肌梗死能治好吗，还会再发吗 ❓

心肌梗死是冠状动脉粥样硬化性心脏病的一种，是冠状动脉完全闭塞造成心肌缺血坏死。一般建议，发生了心肌梗死，如果在六个小时之内把闭塞的血管开放，也就是实现再灌注，心肌梗死是可以治好的。血管再通，一般可以采取冠状动脉支架植入或者冠状动脉搭桥手术，或者是静脉的溶栓治疗，这些手段都可以达到血管再通的目的。第一，可以缓解胸痛的症状；第二，促进坏死心肌的恢复，减少以后发生心力衰竭的可能性。虽然心肌梗死是可以治愈的，但是冠状动脉粥样硬化性心脏病是不能治愈的，所以还需要长期进行冠状动脉粥样硬化性心脏病的治疗。比如长期服用阿司匹林、氯吡格雷，还有 β 受体阻滞剂、硝酸酯类药物、他汀类药物等。

144 心肌梗死可以预防吗，有没有药物可以用来预防 ❓

心肌梗死是可以预防的。

一级预防：去除高危因素。

二级预防：患者应采用合理的饮食方式（低脂肪、低胆固醇饮食），戒烟限酒，适度运动，心态平衡。坚持服用抗血小板药物（如阿司匹林）、β 阻滞剂、他汀类调脂药及血管紧张素转化酶抑制剂，控制高血压及糖尿病等危险因素，定期复查。

冠状动脉造影及介入治疗

145 什么是冠状动脉造影，与冠状动脉 CT 相比有哪些优势？

冠状动脉造影是诊断冠状动脉粥样硬化性心脏病（冠心病）的一种常用而且有效的方法，是一种较为安全可靠的有创诊断技术，现已广泛应用于临床，被认为是诊断冠状动脉粥样硬化性心脏病的"金标准"。

与冠状动脉 CT 相比，冠状动脉造影更直接准确地显示血管的病变位置和狭窄的程度；对于一些心率过快、心律不齐的患者，冠状动脉 CT 往往无法清晰地显影，而冠状动脉造影则不受这些因素影响。

146 什么是冠状动脉支架，它的发展历史是怎样的？

冠状动脉支架又称心脏支架，是心脏介入手术中常用的医疗器械，具有疏通动脉血管的作用。主要材料为不锈钢、镍钛合金或钴铬合金。最早出现在 20 世纪 80 年代，经历了金属支架、镀膜支架、可降解支架的研制历程。

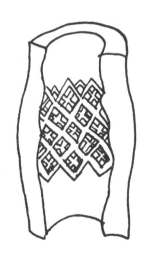

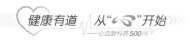

147 冠状动脉支架有什么特点？

冠状动脉支架具有灵活、示踪性好、头端小、不透 X 光、抗血栓、生物相容性好、扩张性能可靠、支撑力好、覆盖好、表面积小、符合流体力学等特点。

148 冠状动脉支架都有哪些种类，各有哪些特点？

目前，冠状动脉支架主要包括三种类型：（1）裸支架，包括铁丝支架、不锈钢支架和合金支架，多血管产生单纯的支撑作用；（2）药物洗脱支架，就是在金属支架表面包被了药物聚合涂层的支架，可在血管中释放药物，有抑制血管内皮增生、防止血管再度狭窄的功用；（3）可降解支架，包括可降解药物涂层支架和完全可降解支架，其中可降解涂层支架是指包被在支架外的药物涂层随着药物的释放逐渐降解消失的支架，完全可降解支架是指通过特殊材料制成的可以完全降解消失的支架。目前，完全可降解支架已研制成功，已进入临床试验阶段。

149 冠状动脉支架越贵越好吗？

答案是否定的。并不是说心脏支架越贵越好，主要还是根据患者的病情，根据冠状动脉的粗细以及冠状动脉病变的长度、狭窄程度、扭曲程度、钙化程度等多种因素，综合考虑来进行选择。

150 经皮冠状动脉腔内血管成形术和冠状动脉支架植入手术是一回事吗？

经皮冠状动脉腔内血管成形术是治疗冠状动脉粥样硬化性管腔狭窄最基本、最主要的介入性技术。经皮穿刺周围动脉将带球囊的导管送入冠状动脉到达狭窄节段，扩张球囊使狭窄管腔扩大，血流畅通。但术后再狭窄率高，不能等同于冠状动脉支架植入手术。

151 冠状动脉支架植入手术和冠状动脉搭桥手术有什么区别 ?

冠状动脉支架植入手术是通过介入导管，先把狭窄的血管扩张，然后用支架支撑血管壁，用于局限性狭窄的血管。心脏搭桥是通过开胸手术，用身体其他位置的血管，替代发生病变的冠状动脉，属于大手术。

152 什么情况下可以做冠状动脉支架植入手术 ?

对怀疑或已诊断为冠状动脉粥样硬化性心脏病的患者，需要进行冠状动脉造影检查，明确冠状动脉堵塞的程度，如果狭窄程度超过 75% 以上，或者患者有明显的心肌缺血表现，需要进行支架植入术。

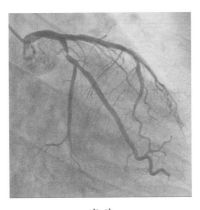 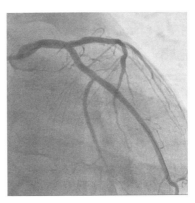

术前　　　　　　　　　　　　术后

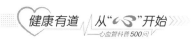

153 什么情况下不建议做冠状动脉支架植入手术 ❓

不是任何患者的心脏病情都能通过冠状动脉支架植入手术来缓解的，冠状动脉病变严重、长病变、冠状动脉支架植入手术达不到预期疗效时，则不建议行冠状动脉支架植入术，可建议患者做冠状动脉搭桥术。

154 为什么大便潜血阳性的患者需谨慎选择冠状动脉支架植入术 ❓

临床实践中，拟行冠状动脉支架植入术的患者术前都会查便常规，如果便潜血阳性，临床医生通常询问患者有无消化性溃疡、胃肠道肿瘤或出血史，有无痔疮等病史，并复查便常规和血常规，如果多次复查便潜血仍为阳性，且无痔疮病史以及不明确消化道溃疡或出血史，则需谨慎选择行冠状动脉支架植入术，可仅行冠状动脉造影。原因是患者若植入支架，则需阿司匹林加氯吡格雷至少12个月到18个月的双联抗血小板治疗，如果患者存在胃肠道出血，服用上述两种药物会加剧出血。停服则有可能导致支架内血栓形成，造成严重的心血管事件，从而陷入治疗上的两难境地。

155 糖尿病、高血压患者可以做冠状动脉支架植入手术吗 ❓

糖尿病、高血压患者患冠状动脉粥样硬化性心脏病的风险更高，病变更重，更应行冠状动脉造影术用于及早发现狭窄的冠状动脉，一旦发现狭窄75%以上，则应尽早行冠状动脉支架手术。

156 患者心肌梗死后做冠状动脉支架植入术的最佳时机是什么时候

急性心肌梗死，最佳的时机就是要争分夺秒，越快越好，也就是说争取在最短的时间内，开通堵塞血管。这样才能够挽救更多的存活心肌，减少并发症，才能够减少心力衰竭和心律失常的发生。所以说急性心肌梗死的患者，就要争分夺秒地救治，也就是说尽量在最短的时间内开通堵塞血管，这就是最佳时机。

当然，急性心肌梗死又分为透壁性心肌梗死（心电图上表现为 ST 段抬高）和非透壁性心肌梗死（心电图上表现为非 ST 段抬高）两类，如果是透壁性心肌梗死以后超过 12 小时，甚至超过了 24 个小时，那么这时候如果做冠状动脉支架植入术的风险非常高，不大合适。因为血管内血栓比较多，如果放支架，很容易产生急性的支架内血栓，这样就会引发急性心肌梗死，恶性心律失常。一般情况下在一周以后，血管的条件会好一些，这时就可以做冠状动脉造影，根据血管有效情况选择冠状动脉内支架植入手术。所以说透壁性心肌梗死后如果错过急诊手术时期，那么就选择一周以后再做支架植入手术。如果是非透壁性心肌梗死，则应尽早行冠状动脉介入治疗，哪怕是超过了 12 小时甚至是超过了24 小时，也是适合做冠状动脉介入治疗的。

157 做冠状动脉支架植入术前需要做哪些检查和准备

（1）术前检查：心电图——有无心率失常；心脏彩超——看心脏的结构和功能；胸片——肺部有无病变；血常规——有无感染、贫血，血小板高低情况如何；生化检查——了解肝肾功能、血糖、血脂；尿常规 / 粪常规——泌尿系统及消化道有无出血，有无出血性疾病等；凝血功能检查。

（2）术前准备：

①向患者及家属介绍手术的目的、方法、并发症和注意事项，回答患者提出的问题，分析引起其焦虑的原因，进行有针对性的心理疏导，减少患者的

疑虑。

②术前当晚适当给予镇静剂，使患者得到充分休息，以保持体力和良好的心理状态。

③根据患者的肝肾功能情况，选用合理的造影剂。

④术前给予镇静剂，如地西泮，并建立静脉通路，排空膀胱。

⑤术前4天常规给予阿司匹林100mg，每日1次；氯吡格雷75mg，每日1次；累计阿司匹林达300mg以上，氯吡格雷达300mg以上。

⑥如术前未行氯吡格雷、阿司匹林预处理，推荐口服复合剂量氯吡格雷300～600mg、阿司匹林100～300mg。

158 做冠状动脉支架植入术的风险大吗

任何手术都存在一定风险，但冠状动脉粥样硬化性心脏病本身风险更大，必须接受规范的治疗。给心脏支架植入手术贴上"危及生命"的标签是十分不合理的，医学技术的进步大大减小了这类手术的风险，目前冠状动脉支架植入手术已经非常成熟。

159 为什么冠状动脉支架植入手术前一般选择局部麻醉

支架手术为微创手术，患者痛苦小，局麻即能缓解疼痛不适，无须全麻。

160 冠状动脉支架植入手术是如何做的

心脏支架手术又称冠状动脉支架植入术，首先通过穿刺股动脉或桡动脉开通动脉通道，冠状动脉支架通常预装在球囊上备用，通过动脉通道将包裹了支架的球囊输送至血管病变处，进行定位、加压扩张球囊使支架紧贴血管壁，然后将球囊撤压回缩，使之与已经扩张贴壁的支架脱离，把球囊从动脉通道里撤出体外，而支架则释放支撑在冠状动脉病变部位，即完成支架植入。

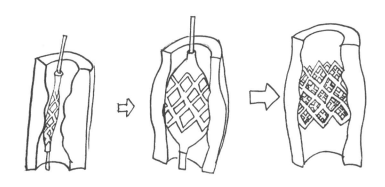

161 冠状动脉支架植入手术一次最多可以植入几个支架 ？

心脏支架植入的数量在理论上没有上限，但在满足治疗目的和效果的情况下，应该越少越好。

162 冠状动脉植入支架过程中万一失败了怎么办 ？

冠状动脉植入支架失败是指支架无法送入病灶处和支架到位，但释放失败，通常和血管严重的狭窄伴有钙化有关，这种情况会导致支架膨胀不良、脱载等情况。在手术过程中，支架不到位或脱载容易堵塞血管，医生会采用抓捕器将支架取出。对于支架植入失败且药物治疗不能达到预期效果的患者，可以选择做冠状动脉搭桥手术。

163 什么是心脏血管内超声 ？

心脏血管内超声（简称 IVUS）是将无创性的超声技术和有创性的导管技术

相结合的一种新技术。传统的冠状动脉造影一直被认为是评价冠状动脉病变的"金标准"，但只能二维显示管腔的情况，不能显示管壁斑块形态和性质的详细情况，有可能低估冠状动脉狭窄程度。这就使得依据冠状动脉造影评价冠状动脉粥样硬化和介入疗效的准确率降低。

血管内超声是利用导管将一高频微型超声探头沿导丝送入冠状动脉血管腔内进行探测，再经电子成像系统显示血管组织结构和三维形态的详细解剖信息，不仅可准确测量管壁腔及斑块大小，更重要的是可提供斑块的大体组织信息，明显优于造影。

血管内超声主要优势包括：

（1）可明确冠状动脉造影不能确定的狭窄。

（2）协助诊断心脏移植后的冠状动脉病变，心脏移植后免疫排斥反应易导致血管内膜弥漫性增生，而冠状动脉造影常显示正常，血管内超声可检测内膜增生的程度。

（3）评论冠状动脉粥样硬化的进展和消退。在冠状动脉粥样硬化的早期，冠状动脉造影常常显示为正常，而血管内超声可提供冠状动脉粥样硬化的进展情况，反映治疗效果。

（4）指导确定最合适的介入治疗方案，准确选择支架的大小，确定支架的位置及扩张后与冠状动脉管壁贴壁是否良好，并可预测术后再狭窄的发生。

164 做完冠状动脉支架植入手术，手术一侧的手臂需要注意哪些异常情况？

手的皮温有无升高，感觉有无变化，穿刺部位或手臂有无血肿和疼痛，手活动情况如何，穿刺的手背如出现剧烈疼痛、手指麻木无感觉等要立即报告医生，防止发生骨筋膜室综合征。

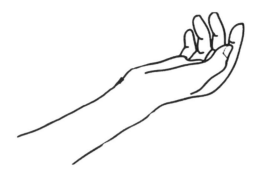

165 放进冠状动脉的支架还能取出来吗❓

内科手段是无法取出的。唯一的可能性是做外科手术，把血管切开，才能取出。

166 植入心脏的支架会移动吗，剧烈运动会不会使支架脱落移位❓

支架一旦放置成功，是深嵌在血管的内膜上的，尺寸合适的支架肯定不会移动的，哪怕是剧烈运动也不会使支架脱落移位。

167 冠状动脉支架植入术后，患者会有哪些不适感❓

冠状动脉粥样硬化性心脏病发展到较为严重的程度，例如血管造影狭窄程度在 75% 以上，或者伴有严重的心绞痛或心肌梗死等，药物治疗效果不好就需要接受支架治疗。冠状动脉粥样硬化性心脏病介入治疗经过几十年的发展已经是十分成熟的技术，是治疗冠状动脉粥样硬化性心脏病非常好的一个手段。目前临床上使用的支架都具有非常好的生物相容性，放到人体内一般不会引起不良反应。某些患者在植入支架后仍存在不适，其原因可能是多方面的。

首先，介入治疗处理的病变血管往往十分狭窄，有些甚至是完全闭塞的。当球囊扩张或置入支架后，血管的狭窄就解除了，有些患者会有一些牵张的感觉，但大多较为轻微，并且很快会消失。其次，冠状动脉像一棵树一样有很多分支，很多患者，尤其是合并糖尿病的患者往往是多支血管病变，或者一根血管上有多处病变。介入治疗可能只是在重要的血管病变部位放了支架，有些不适宜介入治疗或供血区域较小的血管远端病变并没有干预，也就是说，仍然存在能够引起心肌缺血的病变，治疗可能只是达到部分血运重建。存在缺血的情况就有可能出现不舒服，患者在支架术后仍然会感觉到有胸痛、憋气，但症状大多比术前明显减轻。还有的患者呼吸困难、胸闷是因为心功能不全，植入支架后心脏供血发生了改善，心功能也会有改善，但有些患者心功能不全的表现可能仍会存在。有些患者做了支架植入术后可能出现支架内血栓形成等并发症，有可能发生血管再狭窄或出现新病变。这些情况下都有可能会有症状，需要具体分析，看患者的疾病处于什么状态，以及冠状动脉血管病变如何。

168 冠状动脉支架植入术后出现哪些情况要及时就医 ?

心脏支架植入后，如果发生剧烈胸痛伴有出汗、大便发黑、穿刺的腿部有搏动性包块、视物不清、走路言语不利等情况，应立即就医。

169 冠状动脉植入支架后就可以不吃药了吗 ?

不可以。患者需要使用双联抗血小板药物来保护支架（阿司匹林加氯吡格雷/阿司匹林加替格瑞洛）；患者需要吃他汀类药物帮助血管尽量不再发生病变。双联抗血小板治疗一般需维持 12～18 个月，随后可以根据自身情况改用单药抗血小板治疗，而他汀类药物则建议终身服用，当时也要注意药物的副作用。

170 冠状动脉粥样硬化性心脏病患者做冠状动脉支架植入手术后，真的就一劳永逸了吗？

对冠状动脉粥样硬化性心脏病患者来说，支架植入并不是一劳永逸的方法，虽然支架植入后永久存在，但支架只是将狭窄的血管扩张，并没有改变血管内皮的基础疾病（如粥样硬化等），同时大部分冠状动脉粥样硬化性心脏病患者还合并有高血压、糖尿病、高脂血症等基础疾病，都需要长期服药和进行生活方式干预，以长期稳定控制病情，避免支架内血栓形成导致再狭窄的发生。

171 冠状动脉支架植入术后，患者在饮食上要注意哪些事？

术后每日应保证摄入适量的水果和蔬菜，饮食应以低盐、低脂、低胆固醇、适量纤维素、高维生素、易消化的食物为主。少吃饱和脂肪酸含量高的食物。戒烟限酒。

172 冠状动脉支架植入术后患者睡觉时能用左侧卧位吗？在运动上要注意哪些情况？

心脏支架植入术后患者睡觉时可以选择左侧卧位。心脏支架是治疗严重的冠状动脉狭窄的方法之一，植入支架后关键是需要用药，预防支架的再狭窄，至于睡眠的姿势，对心脏的支架没有任何影响，不需要担心，左侧右侧都可以，建议继续应用药物治疗，定时复查肝功能和血脂，积极控制好血压和血糖。

术后一般 4 小时就可以下床，急性心肌梗死患者因部分心肌坏死需较长恢复期，一般术后 2 ～ 3 天可下床活动，但出现心力衰竭等严重并发症时，需 5 ～ 10 天再下床。

支架植入手术出院后 1 个月内，各种活动动作要轻，行走要缓，避免动作过大。经股动脉手术者要避免频繁下蹲、久蹲、抬腿等挤压伤口的动作。经手臂桡动脉手术者要避免上肢过度弯曲、提重物等动作。

何时开始活动要根据心脏恢复情况而定，大约一个月后，可尝试有氧运动，一般先从"慢走→慢走＋快走→快走"开始逐渐增加活动强度，渐渐可以做多种运动如行走、慢跑、骑自行车、游泳、爬楼梯等有氧运动，也可做一些抗阻运动（如哑铃、运动器械、弹力带）以及柔韧性运动等。

但应注意的是，运动强度不可过大，运动量过大或短期内剧烈运动，会刺激机体的应激反应，导致交感神经兴奋程度过高，儿茶酚胺等激素分泌增多，心率加快，血压升高，甚至诱发心绞痛或其他急性心血管事件。

在运动和锻炼过程中出现胸痛，应立即停止；出现气短、哮喘和疲劳感，也应立即停止。

173 冠状动脉支架植入术后患者多久需要复查一次

一般在术后 9 ～ 12 个月需要复查冠状动脉造影，明确是否存在支架内再狭窄或者其他部位新发狭窄等。

174 心脏血管放入支架后，此处血管就不会再狭窄或堵塞了吗

就算是心脏血管放了支架，该部位也可能会发生再次狭窄，所以需要规范用药。

175 做了冠状动脉支架植入术后血管部分再狭窄，此处还能再次植入支架吗

心脏支架植入术后血管部分再狭窄，可以根据病变情况选择如下三种治疗方法：药物球囊扩张、再次植入支架、冠状动脉搭桥手术。

176 冠状动脉支架植入术后患者能做磁共振或 CT 检查吗

刚刚放了心脏支架，那么这种情况如果做核磁检查，有一定的风险，但如果植入支架三个月以后一般情况下做磁共振都没问题。当然 CT 检查更没问题，因为本身 CT 的检查对心脏支架几乎是没有任何影响，目前心脏支架的材料都是弱磁性或者无磁性的。做磁共振检查，对心脏支架一般是没有什么影响的。

177 冠状动脉支架在人体内可以使用多久

心脏支架是可以长期使用的，只是放置支架后有可能出现支架内血栓，所以主要是预防支架内血栓的形成。而支架本身是没有年限的，可以长期使用，也不需要取出。

178 心脏植入支架后，会影响人的寿命吗

心脏植入支架后，严格来讲不存在延长或缩短寿命的情况，但它在一定程度上能提高生活质量，延长高危人群的寿命。

179 冠状动脉支架植入术后可以过正常的性生活吗

性生活是需要耗费较多体力的，冠状动脉粥样硬化性心脏病患者往往有冠状动脉一支或多支病变，在冠状动脉狭窄堵塞的时候，心肌会有不同程度的受损，心功能会有所下降，所以冠状动脉粥样硬化性心脏病本身就会影响性生活的质量，而放置支架后，心脏供血得到恢复，心脏功能得到改善，可使原本已经受累的性生活质量得以提升，所以心脏支架植入术后照样可以过正常的性生活。

180 心脏放了支架还能做心肺复苏吗 ?

当然可以。心肺复苏是患者在意识突然丧失的情况下，对其采取的急救措施。这是对心跳骤停者采取的唯一有效措施。做过心脏支架植入手术的患者在发生紧急情况时也必须行心肺复苏术。

181 冠状动脉支架植入术后，服药后复查大便潜血阳性怎么办 ?

患者在心脏支架植入术后，规律服用阿司匹林、氯吡格雷这样的药物，复查大便潜血阳性，在临床当中经常遇到。对于已经放了支架的患者而言，难以停用阿司匹林和氯吡格雷这样的药物，当务之急就要看一下有没有发生大出血的可能性，这个时候首先应该做胃镜检查，明确一下消化道的疾病。如果患者仅仅患浅表性胃炎或者糜烂性胃炎，小灶地出血，那么可以先加用保护胃黏膜的药物和止血的药物，阿司匹林和氯吡格雷不停用。但是如果患者有明显的上消化道出血这种潜在风险，则需要停用阿司匹林，单独服用氯吡格雷。如果已经发生了大出血，那么两种抗血小板药物都得停用，停用两种抗血小板的药物患者就有可能出现支架内血栓形成的风险，但是为了保命也只能是停药，患者的出血情况稳定以后再加用抗血小板药物。

182 为什么有的患者造影后没有直接放支架，而是建议做运动平板心电图或同位素心肌灌注显像检查呢 ?

有些患者心绞痛症状很明显，但行冠状动脉造影后发现冠状动脉狭窄情况并不严重，没有支架植入指征，考虑微循环障碍可能，故建议行运动平板心电图或同位素心肌灌注显像检查以进一步做出评价。

冠状动脉搭桥术

183 冠状动脉搭桥手术是怎么回事 ❓

　　冠状动脉搭桥手术也是应用比较广泛的一种治疗手段，相比支架植入手术，搭桥手术效果更直接。但搭桥手术创伤大，往往需要开胸。冠状动脉搭桥手术通俗来说就是跳过血管堵塞的部位，在堵塞部位之间搭建一条给心脏供血的新通道，不清除或切断任何被阻塞的动脉血管。该手术能够帮助冠状动脉被阻塞的患者，恢复心脏功能，并确保血液正常循环。手术中的一切操作都是在患者被麻醉、心脏仍在跳动的情况下完成的。

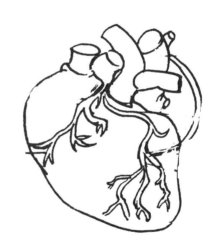

184 冠状动脉搭桥手术大概流程是怎样的 ❓

　　冠状动脉搭桥手术大概流程如下：

　　（1）患者进入手术室，上手术台。

　　（2）麻醉医师给患者置入外周静脉导管，置入动脉导管并连续监测血压。

　　（3）气管插管，由麻醉医师或者助手（如呼吸治疗师或护士麻醉师）监护，启动呼吸机。镇静、镇痛药物的缓慢持续注射以维持全身麻醉，持续输注或间断给予肌松药物。

（4）由麻醉医生置入中心静脉导管，必要时置入漂浮导管监测肺动脉压、心输出量。

（5）外科医生经胸骨中线切开打开胸腔，检查心脏。

（6）截取搭桥用的血管，一般选取的是乳内动脉、桡动脉和大隐静脉。当选取完成后，给予患者肝素以防止血液凝固。

（7）如果是"非体外循环"手术，外科医生放置装备以稳定心脏。

（8）如果是"体外循环"手术，外科医生先在心脏处缝合套管，指示灌注师开始体外循环。

（9）血管桥的一端缝合至冠状动脉阻塞处的远端，另一端连接于主动脉。

（10）心脏恢复搏动；或在"非体外循环"手术中，将稳定心脏的装备移除。在某些情况下，在主动脉的一部分由 c 形钳钳住后，使心脏恢复搏动，钳住部位在心脏。

（11）搏动的情况下用于缝合血管桥。

（12）连接胸骨，缝合关闭胸腔。

（13）患者被移至重症监护病房恢复。在重症监护病房苏醒和稳定后（大约1天），患者转入心外科病房直至出院（大约 4 天）。

185 冠状动脉搭桥手术后何时可以下地活动，需要住几天院

患者手术后，一旦处于清醒状态，就应进行深呼吸和咳嗽练习，以减少肺炎的发生。一般在手术后 12 ～ 24 小时后可以起床，坐在椅子上，或在房间内行走。待身体适应后，可在心功能允许的范围内，开始做耐力性运动。患者转入心外科病房，大约 4 天可以出院。

做冠状动脉搭桥手术出院后是否可以坐飞机

　　冠状动脉搭桥后可不可以坐飞机要因人而异。如果是年龄比较大的患者，最好避免坐火车和飞机。在术后，如果心脏的情况相对稳定，那么坐飞机是没有多大问题的。

187 　冠状动脉搭桥术后过安检，身体里的钢丝和起搏器导线是否会有影响呢

　　冠状动脉搭桥术后的患者过安检是不受影响的，但是体内装有永久起搏器的患者，不能走正常的安检门需要走特定的通道。

188 　冠状动脉搭桥术后是否需要服用药物

　　冠状动脉搭桥手术后要长期服用抗血小板药物、β 受体阻滞剂、血管紧张素转换酶抑制剂、血管紧张素受体阻滞剂、硝酸酯类制剂等药物。有高血压、糖尿病的要继续用降压药、降低血脂药物和降低血糖药物等。

189 　冠状动脉搭桥手术以后就不会再发生心绞痛和心肌梗死了吗

　　冠状动脉搭桥手术只是解决了患者当前心肌缺血的问题，并没有完全消除引起冠状动脉粥样硬化性心脏病的病根，因此也就不能阻止冠状动脉粥样硬化的进一步发展，也就是说，做了搭桥手术以后，原先没有发生狭窄的血管以及所搭的桥血管都有再次变窄或者堵塞的可能，从而导致心绞痛复发。

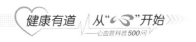
190 冠状动脉搭桥手术后没有搭桥的血管病变加重或者桥又堵了，同时还有心绞痛复发，怎么办

冠状动脉搭桥手术后没有搭桥的血管病变加重或者桥又堵了，同时还有心绞痛复发，应及时就医，目前有相应的治疗措施应对，比如桥血管内放支架，或者再次做手术等。

191 做冠状动脉搭桥手术从腿部取血管后为什么会肿胀，如何处理

冠状动脉搭桥手术时，大多数需要使用腿部的大隐静脉作为桥血管材料，由于腿部去掉了大隐静脉，原先需经大隐静脉回流的静脉血需要经过深部静脉回流，建立新的侧支循环，这个过程需要一段时间，通常为数月。在此期间，取血管的下肢会有不同程度的肿胀。经常抬高患肢可以促进血液回流消除肿胀，下地行走时穿张力较大的医用长筒弹力袜，可以在一定程度上减轻肿胀。

192 冠状动脉搭桥术后除了刀口周围，为什么其他地方比如肩、颈、背部、胸壁、两肋下等地方都有疼痛和不适的感觉呢

这属于正常现象。这些不适感大多与手术过程中患者较长时间被动的体位，以及手术牵拉胸骨对周围肌肉软组织、肋骨肋软骨的损伤有关，有时也跟术后不适当的活动、用力有关。患者需要调整胸带的松紧、睡眠时的姿势，适当减少卧床时间，适当进行室内步行活动，调整好心态，等等。也可以做些局部按摩和理疗，不必因此过分忧虑。如果疼痛影响睡眠，可以服用止疼药或安眠药帮助睡眠，如果长时间疼痛不适或者逐渐加重，需要及时到医院就诊。胸口周围疼痛需要注意的问题：一般切口周围疼痛，有按压局部疼痛，坐较长时间起身时，胸部切口处有牵拉疼痛感，这些都是正常现象。如果术后出现的胸痛、不

适跟术前相似，或者是跟活动劳累有关的胸痛，那么需要引起注意，最好到医院就诊。

193 冠状动脉搭桥术后哪些动作不能做 ？

术后前 3 个月应避免扩胸、上肢拉伸等运动，但下肢活动不受影响，步行、骑自行车都是不错的锻炼方法。对于刚刚做了心脏搭桥手术的患者来说，运动不应该过量，注意避免有激烈的运动。

194 冠状动脉搭桥术后可以饮酒和抽烟吗 ？

不可以。饮酒会扩张表皮的血管，会使心脏的供血相对减少，虽然做了搭桥手术，冠状动脉粥样硬化性心脏病仍然存在，饮酒也很容易影响心脏。烟草中的尼古丁直接促使冠状动脉收缩，造成心肌供血出现问题。

195 冠状动脉搭桥术后什么时候可以洗澡 ？

如果伤口愈合好拆线后，切口周围没有红肿，在结痂退去后就可以正常淋浴，一般是在术后两周以后，在结痂未退去时可以在切口以外的部位进行擦浴。其实主要就是避免感染，所以说心脏搭桥手术后什么时候洗澡，这没有严格的规定，只要不发生感染都没问题。只要伤口愈合得好，一般洗澡也不会感染。但是一定要注意卫生，如果伤口长得不好，有炎症反应，这种情况显然不能够洗澡，洗澡会加重感染，延缓伤口的愈合，还有可能会出现比较严重的感染，出现重要脏器的感染，甚至出现脑炎这种情况，危及生命。

196 冠状动脉搭桥术后能否做磁共振和 CT 检查

一般情况下，在刚刚做完冠状动脉搭桥术后做磁共振检查不大合适。首先，患者身体没有得到恢复，病情不稳定，如果搬动患者的话，有可能发生意外，导致局部牵拉，甚至可能会导致缝合口出血，风险非常大。但如果做完搭桥手术，病情比较稳定，比如做完搭桥手术一个月以上，这时候做磁共振以及 CT 检查都没问题。如果时间更长一些，超过三个月，单纯地做磁共振以及 CT，都不会对身体产生什么危害，对心脏搭桥情况也不会产生影响。所以说做完心脏搭桥手术以后，是可以做磁共振以及 CT 检查的。

197 冠状动脉搭桥术后为何口渴得厉害还不能喝水

因为手术后早期，心脏功能受到影响，过多饮水会增加心脏的负担。因此术后控制饮水是为了尽量减少对心脏的负荷。

198 做了冠状动脉搭桥术出院以后怎么掌握饮水量

在康复出院的时候，如果心脏功能是正常的，可以不用太严格地控制饮水量，只要稍感口渴即可饮水。

199 冠状动脉搭桥术后什么时候可以正常饮水 ?

术后 3 个月复查时心脏功能正常即可正常饮水，但是也要遵循一个原则：不觉得渴即可，不能完全放开了喝，切忌短时间大量饮水，掌握少量多次的原则。

冠状动脉搭桥术后如何判断饮水过量

　　患者的憋气咳嗽明显加剧，咳白色或粉红色泡沫样痰，平躺时加剧，坐起时减轻，若出现这种情况，则患者很有可能是饮水量过多。

第 **4** 章

心律失常

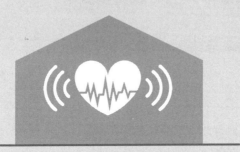

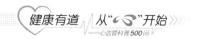

概　述

201 什么是窦性心律 ？

人体右心房上有一小块斜长区域，由特殊的细胞构成，叫作窦房结。窦房结自动地、有节律地产生电流，电流按传导组织的顺序传送到心脏的各个部位，从而引起心肌细胞的收缩和舒张。人体正常的心跳就是从这里发出的，这就是"心脏起搏点"。窦房结每发生 1 次冲动，心脏就跳动 1 次，在医学上称为"窦性心律"。

202 正常情况下人的心跳是多少 ？

心率是指正常人安静状态下每分钟心跳的次数，也叫安静心率，一般为 60 ～ 100 次 / 分，可因年龄、性别或其他生理因素产生个体差异。初生儿的心率很快，可达 130 次 / 分以上。在成年人中，女性的心率一般比男性稍快。同一个人，在安静或睡眠时心率减慢，运动时或情绪激动时心率加快，在某些药物或神经体液因素的影响下，会使心率加快或减慢。经常进行体力劳动和体育锻炼的人，平时心率较慢。

203 什么是窦房结内游走性心律 ？

窦房结内游走性心律，就是指窦房结内起搏点不是在一个部位，而是从某一部位转移到另一部位，并常伴有窦性心律不齐症状。窦房结内游走性心律产生的机制可能是某些抑制因素（如迷走神经张力增加或药物影响），使窦房结内频率较快的部位受到了抑制，此时频率较慢的部位开始工作。当这些抑制因素去掉之后，频率较快的起搏部位又恢复了其起搏功能，频率较慢的部位又受到了抑制。这样循环下去，使窦性心律时快时慢，P 波形态也发生变异，形成窦房结内游走性心律。

204 心律失常是怎么回事，都有哪些发生机制 ❓

心律失常不仅仅指心脏跳得过快或过慢，还包括心脏跳动变得不规律。医学上，心律失常是指心脏冲动的频率、节律、起源部位、传导速度或激动次序的异常。心律失常发病机制有很多种。后天获得可见于各种器质性心脏病，其中以冠状动脉粥样硬化性心脏病（简称冠心病）、心肌病、心肌炎和风湿性心脏病（简称风心病）为多见，尤其在发生心力衰竭或急性心肌梗死时。发生在基本健康者或自主神经功能失调患者中的心律失常也不少见。其他病因尚有电解质或内分泌失调、麻醉、低温、胸腔或心脏手术、药物作用和中枢神经系统疾病等。部分病因不明。

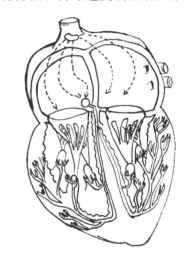

205 心律失常都有哪些类型 ❓

（1）根据发作频率分类：根据心律失常发作时的心室率，可将心律失常大致分为快速性心律失常和缓慢性心律失常两类。前者见于各种心动过速、扑动和颤动，后者见于各种心脏停搏、心动过缓和传导阻滞。

（2）根据起源部位分类：根据心律失常的起源部位，可将心律失常分为室上性心律失常和室性心律失常两类。这种分类方法常用于对心脏早搏和心动过速的分类上。

（3）根据性质分类：根据心律失常的临床危险性程度，可将心律失常分为良性心律失常、潜在恶性心律失常和恶性心律失常三类。良性心律失常通常指无器质性心脏病发作后无明显症状，对血液动力学影响很小，预后良好的心律失常；恶性心律失常又称为致死性心律失常，其特点为多发生于器质性心脏病，发作后症状明显，对血液动力学影响严重，预后差，治疗效果不好。潜在恶性心律失常则介于良性和恶性之间，其特点为在发作后容易恶化或转变为恶性心律失常，预后较差。

（4）根据持续时间分类：根据心律失常发作持续时间，可分为持续性心律失常、阵发性心律失常和间歇性心律失常三类。持续性心律失常指连续发作时间超过30秒，阵发性心律失常指连续发作时间不到30秒，间歇性心律失常指正常心律与失常心律交替出现。

（5）根据发作方式分类：根据心律失常的发作方式，可分为自发性心律失常、诱发性心律失常和医源性心律失常三种。自发性心律失常见于各种器质性心脏病变，诱发性心律失常见于各种电生理检查和药物试验，医源性心律失常则见于各种操作过程中和药物治疗过程中。

（6）根据心脏病病因和诱因分类：根据引起心律失常的原发病因和诱因，可分为原发性心律失常和继发性心律失常两类。前者通常指发生于正常心脏的原发性心电异常，后者则指由于器质性心脏病变而引起的心律失常。

（7）根据起病时间分类：根据心律失常的起病时间，可分为先天性心律失常和获得性心律失常。前者指伴随出生即存在的心律失常，后者指出生后由于各种心脏病变而引起的心律失常。

206 心律失常和心律不齐是一回事吗

两者不是一回事。心律不齐属于心律失常，心律失常是一个很大的概念，心律失常有很多种，如窦性心律失常、房性心律失常和室性心律失常。心律不齐是指心脏跳动的节律不规则。

207 引起心律失常的原因有哪些 ❓

（1）器质性心脏病。大多数心律失常是器质性心脏病引发的。诱发心律失常的器质性心脏病很多，比如说风湿性心脏病、冠状动脉粥样硬化性心脏病、高血压性心脏病、先天性心脏病、心肌炎、心肌病、二尖瓣脱垂等。其中又以冠状动脉粥样硬化性心脏病引发的心律失常为最常见。

（2）各种不良刺激。非器质性心脏病引发的心律失常也不少，比如说情绪激动、疲劳、饮酒、喝浓茶和咖啡等不良刺激，都是诱因。另外，电解质紊乱如严重高血钾、低血钾、低血镁等，甲状腺功能亢进或减退，贫血，糖尿病酮症酸中毒，低血糖，颅内压增高，大量失血等，也都是非心脏因素。人体受到高温刺激，体温升高 1℃，心率每分钟就会增加 15 ～ 20 次。

（3）病菌、病毒感染。各种细菌和病毒感染，也会让患者有心律失常的症状出现，比如说上呼吸道感染、白喉、流感或肺部感染等急性感染。不过这些病菌感染的心律失常，通常都是一过性的。

（4）药物作用。不良用药也是心律失常的诱因。患者在服用药物的时候，一定要听从医生的建议，不可以随意加减药物剂量，特别是抗心律失常的药物。因为这些药物都有两面性，用得好的话可以有效控制心律失常，但是如果使用不当可能加重原有心律失常，甚至诱发原来没有的新的更严重的心律失常，如奎尼丁晕厥。

（5）各种外科手术或诊断性操作。比如说心导管检查，也可引起一过性心律失常。

（6）神经和精神心理因素。自主神经功能紊乱，也就是植物神经功能紊乱，这是比较常见的心律失常诱因，比如说神经衰弱、更年期综合征、惊恐或过度

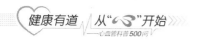
兴奋等。

（7）睡眠呼吸暂停综合征。严重失眠或夜间打鼾等也常引发心律失常。

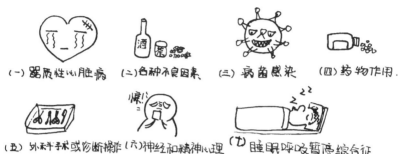

（一）器质性心脏病 （二）各种不良因素 （三）病菌感染 （四）药物作用 （五）外科手术或诊断操作 （六）神经和精神心理 （七）睡眠呼吸暂停综合征

208 情绪波动大或者脾气大的人容易得心律失常吗

情绪激动或者是脾气大的人容易诱发心律失常。因为在情绪激动或者生气发脾气的时候，人的神经系统和内分泌系统就会出现功能失调，这个时候交感神经就处于亢进的状态，交感神经和副交感神经功能失衡，这样就容易诱发心律失常。所以在心电图上经常可以看到有窦性心动过速，有房早、室早出现，严重的时候甚至还可能看到短暂室速，尤其是在有器质性心脏病或者是有心律失常的患者身上，有可能心脏早搏就会诱发症状出现，所以在生活和工作中，心态应该保持平和，调整自己的情绪，然后保证作息时间规律，少喝浓茶、浓咖啡，减少心律失常的发生。

209 出现了心律失常就一定很危险吗

不一定。冠心病、慢性心衰、心肌炎患者出现心律失常必须高度重视，因为这种心律失常会导致生命危险。健康人在情绪波动、温度变化、嗜酒吸烟等因素的刺激下也会出现心律失常，这类心律失常在去除诱因后大部分可以恢复为正常心律。所以发现心律失常，还是需要仔细检查，排除严重的、需要治疗的情况后，就可以放心了。

210　心律失常患者都会有哪些表现 ？

心律失常的表现缺乏特异性，其症状的轻重不仅取决于心律失常本身的严重性，也取决于患者本身的心脏基础疾病。

①轻度心律失常可表现为突然发生的规律或不规律的心悸、胸痛、眩晕、心前区不适感、憋闷、气急、手足发凉，甚至有小部分心律失常患者无症状，仅有心电图改变而在体检时或在医生听诊时被发现。

②心律失常重者可发生黑蒙、晕厥、抽搐、阿－斯综合征，诱发心力衰竭、心肌缺血甚至猝死。

③有一些心律失常有其特征性表现：如心脏早搏的患者有心脏停跳感、心脏跳到嗓子眼的感觉、心脏"落空感"；心房颤动的患者可感觉到心跳不规则、忽快忽慢，脉搏忽强忽弱；阵发性室上性心动过速的患者可表现为突发突止的心悸、心慌。

211　诊断心律失常的检查方法有哪些 ？

（1）心电图。

这是最常用、最重要的一项无创伤性检查。一些室性心律失常、房室传导阻滞、心房颤动、心动过缓或过速等都可以通过心电图来诊断。

（2）动态心电图。

有时心慌为阵发性，且发作无规律，做普通心电图检查不能被发现时，可以通过动态心电图连续记录来诊断心律失常。它能了解心律失常发作与日常活动的关系、昼夜特点等。

（3）运动试验。

做运动试验可同步观察患者运动时的心电图情况，适用于运动时，有助于诊断心悸的患者间歇发作的心律失常。

（4）心内电生理检查。

这是心律失常诊断的"金标准"，通过心内刺激产生一系列电生理现象或诱发出心动过速来诊断心律失常，并且可以确定心律失常的起源部位，确诊心律失常及其类型，识别与治疗某些心动过速，判断预后。

（5）经食管电生理检查。

左心房后壁与食管相邻，在食管内插入特殊的电极，可以记录到清晰的心房电位，有助于某些特殊类型心律失常的诊断。

（6）可植入性记录仪。

可植入性记录仪非常小，有点像我们说的长方形的一个 U 盘那么大，它就埋在我们的皮下，它可以在皮下记录两年，甚至三年。如果这两三年你出现了心律失常，它都能记录下来。对一些不太容易发作的心律失常，也就是一两年才发作一次的，它也可以记录。

（7）持续心电监护。

比如说患者在医院里，我们连接上一个可以持续测量和显示病人生理参数的仪器，用来监护病人，这也是一个用来发现心律失常的措施。

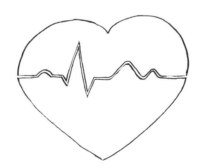

212 植入性心电记录仪是如何捕捉心律失常的❓

植入性心电记录仪，是在我们皮下植入的一个感应器。这个感应器可以感觉到我们心脏的电活动，当心脏出现了早搏或者心律失常时，心电记录仪就可以及时对发生的状况进行实时记录，我们对这个心脏记录仪进行分析，就可以知道病人发生心律失常时的情况。

213　为什么鉴别心律失常的不同类型重要而复杂 ❓

由于心律失常的种类多，且组合较为复杂，所以需要依据心电图分析到底是哪一种哪一部位的心律失常。对于情况复杂的病情，只参考心电图的结果仍然不能全面分析，还需要做心内的电生理检查，即在心脏内导入导管，记录到心脏里面各个部位的心电图，通过更多的数据信息来鉴别判断。比如记录心房的传导信号、心室的传导信号、房室结的传导信号等来分析这个心律失常是来自心房的，还是来自心室的，抑或是来自房室结的，又是什么类型的心律失常。

214　心律失常的治疗原则是怎样的 ❓

心律失常的治疗原则包括心律失常的控制、去除病因病灶、预防复发等。首先要迅速诊断出心律失常，只有诊断出来才能够治疗，了解并消除引起心律失常的病因和诱因。要明确心律失常的严重程度，病情严重的患者需要积极和立刻进行治疗，甚至需要立即开展抢救。要明确是否对血流动力学有影响。心律失常的治疗方式一般有药物治疗和手术治疗，其他的治疗手段包括压迫眼球、按摩颈动脉窦、捏鼻用力呼气或者闭气等反射性兴奋迷走神经的方法，还有电复律、电除颤、心脏起搏器植入、射频消融术等。近几年来房颤的发病率非常高，射频消融术开展得非常好，效果也非常好。

215　心律失常的治疗方法有哪些 ❓

应根据心律失常患者的症状、心律失常的类型及其对血液动力学的影响，

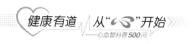

来判断是否需要治疗。治疗手段通常包括发作时心律失常的控制、去除病因病灶、改良基质、预防复发。治疗方法上可分为非药物治疗和药物治疗。

（1）非药物治疗方法：包括压迫眼球、按摩颈动脉窦、捏鼻用力呼气和屏气等反射性兴奋迷走神经的方法，电复律、电除颤、心脏起搏器植入和射频消融术等电学治疗方法，及外科手术等。①反射性兴奋迷走神经方法可用于终止多数阵发性室上性心动过速，可在药物治疗前或同时采用；②电复律和电除颤分别用于终止异位快速心律失常发作和心室扑动、心室颤动；③心脏起搏器多用于治疗窦房结功能障碍、房室传导阻滞等缓慢性心律失常；④心脏射频消融术可以根治多种室上性心动过速，如预激综合征、房室折返性心动过速等；⑤外科手术治疗目前主要是用于治疗心房颤动合并其他心脏病需要开胸手术者。

（2）药物治疗方法：现临床应用的抗心律失常药物已有近50种，至今还没有统一的分类标准。大多数学者同意根据药物对心脏的不同作用原理将抗心律失常药物分为以下四类，以指导临床合理用药，其中 I 类药又分为 A、B、C 三个亚类。① I 类即钠通道阻滞药。IA 类：适度阻滞钠通道，属此类的有奎尼丁等药。IB 类：轻度阻滞钠通道，属此类的有利多卡因等药。IC 类：明显阻滞钠通道，属此类的有普罗帕酮等药。② II 类为 β 肾上腺素受体阻断药，因阻断 β 受体而有效，代表性药物为普萘洛尔。③ III 类是有选择地延长复极过程的药物，属此类的有胺碘酮。④ IV 类即钙通道阻滞剂。它们阻滞钙通道而抑制钙内流，代表性药物有维拉帕米。长期服用抗心律失常药物会产生不同程度的副作用，严重的可引起室性心律失常或心脏传导阻滞而致命。因此，临床应用时应严格掌握适应证，注意不良反应，以便随时应急。

216 哪些心律失常患者可以服用药物治疗 ？

一般来说有严重症状、会造成身体机能损害尤其是心脏损害的心律失常是需要治疗的，而需要治疗的心律失常也往往有相对应的药物，但是抗心律失常的药物并不能根治心律失常，只能部分控制心律失常的发作，而且有很大一部分药物本身也有诱发新的心律失常的可能，所以心律失常如果能用手术根治的话，首选手术治疗。

217 治疗心律失常的手术方法有哪些？

目前主要有三种方法。第一种是射频消融术，这种治疗手段主要针对阵发性室上性心动过速，包括房速、房室交界区性心动过速和阵发性心房颤动等疾病。这种快速的心律失常发作非常频繁而且发作的时候心率非常快，而且对药物反应比较差，那就考虑做射频消融术。另外对于一些频繁的早搏，比如频繁的室性早搏，如果药物控制不佳而且没有明显的病因，也可以选择射频消融术。第二种是外科手术，比如心房颤动可以选择左心耳封堵手术，这种外科手术能够治疗心房颤动，预防血栓。第三种是选择心脏埋藏式起搏器，心脏起搏器植入术是指人工植入心脏起搏器，用特定频率的脉冲电流，经过导线和电极刺激心脏，代替心脏的起搏点带动心脏搏动的治

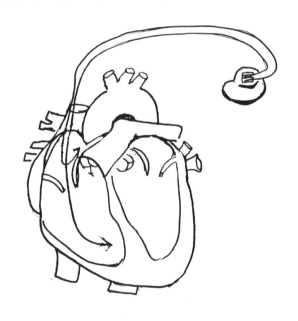

疗方法，是治疗不可逆的心脏起搏传导功能障碍的安全有效方法，特别是治疗重症慢性心律失常。最后是针对一些恶性心律失常，如心室颤动，通过埋藏心脏转复式除颤器来治疗心律失常。

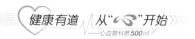
218 心律失常患者手术后需要注意哪些事项 ❓

治疗不同的心律失常采用不同的手术方式，手术方式不同，手术后的注意事项也是不一样的。射频消融术：一般术后若无并发症，住院观察 1 到 2 天即可出院。术后 48 小时即可正常活动，但 1 至 2 个月内避免拎举重物。术后三个月内有出现心律失常的可能，因此，术后需服用两三个月左右的抗心律失常药物。定期复查，复查时间一般为出院后 1 周、1 个月、3 个月、6 个月、1 年，之后可每年复查一次。复查项目主要为普通心电图、24 小时动态心电图、心脏彩超。左心耳封堵术：手术以后要注意观察体温变化，观察体温是否升高，如果有，及时和医生联系。术后要注意抗凝治疗，因为做完左心耳封堵术后内皮细胞完全覆盖左心耳的时间需要 4～6 周，至少一个半月的时间才能长好，所以术后抗凝至少要一个半月，一般要求在 2～3 个月之内。根据医嘱服药，切不可擅自停药。术后 1 个月、3 个月和 6 个月时应该复查食道超声，了解是否有封堵的残余漏，以及看封堵的效果如何，看封堵器上是否有血栓等。心脏起搏器植入术：术后患者需要保持植入处局部的清洁，以免细菌滋长，避免剧烈活动，可以多吃清淡、营养的食物，避免靠近高磁场的地方，如变电站、高压电缆等，按时复查。以上三种手术后，医生和护士都会为您详细地讲解注意事项。

219 心律失常手术治疗后还会复发吗 ❓

心律失常的手术方案很多，手术方法也不一样，针对的心律失常也是不一样的。阵发性室上性心动过速 99% 以上能够治愈，不会复发。但是对于房性的心律失常，比如心房颤动，有 20% 左右的人有复发的可能。另一种情况就是植入心脏起搏器。这种治疗方法主要针对的是慢心率，尤其是高度房室传导阻滞、窦性停搏等病，如果植入了心脏起搏器，只要是起搏器工作正常，心律失常就不会复发。

220 心律失常患者在日常生活中需要注意哪些事

（1）饮食。心律失常的产生，与饮食有一定关系。比如有些人喝了酒或喝了咖啡就容易诱发心律失常、心脏早搏。

（2）情绪。情绪特别激动的时候，也容易诱发心律失常。这种情况下，也要尽量采取一些措施避免情绪激动。

（3）基础疾病。比如说血压高控制得不好，冠状动脉粥样硬化性心脏病治疗得不好，还有心力衰竭治疗得不恰当，都可以引发心律失常，所以积极治疗原发病，把原发病控制好，也是减少心律失常发作的有效手段。

（4）规律运动。生活要有节奏、有规律，要适当地控制体重。这对避免心律失常有一定的帮助。

（5）肥胖。有人调查发现，肥胖的人发生心房颤动的概率会高一些。打呼噜，也就是睡眠呼吸暂停，也能引发心房颤动。所以说积极控制体重，治疗"打呼噜"，或多或少能够减少心房颤动的发生。

221 心律失常可以预防吗

心律失常的预防包含多个方面，包括生活方式调整、药物治疗预防、手术治疗预防、植入埋藏式心脏自动除颤仪（ICD）预防等。这都是根据心律失常的类型和严重程度来决定的。一般的良性心律失常，大多可以通过生活方式的调整来预防，如避免剧烈运动，避免刺激性食物，避免过度劳累，以及避免情绪过度激动等。对于存在器质性疾病的患者主要是通过治疗原发性疾病来减少心律失常的发作，也可以服用相关药物控制心律失常发作。会发生猝死的心律失常，如果在院外发生，抢救的成功率是很低的，不超过 5%，但如果抢救成功，则一定要植入埋藏式心脏自动除颤仪避免下一次发作，临床上叫二级预防。

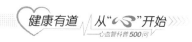
222 心律失常会遗传吗 ?

有的心律失常是有一定的遗传性的，尤其是一些危及生命的心律失常。危及生命的心律失常里，有一部分和遗传性有一定关系，这种比例相对比较小，但是它的危害是很大的。临床上的长 QT 综合征、短 QT 综合征，都可以引起猝死，对于这些病，目前药物治疗的效果都不肯定，需要植入埋藏式心脏自动除颤仪来治疗。这种病是基因异常导致的，有一定的遗传性，而且带有一定的家族性，容易家族聚集。但是其他的心律失常中，目前调查只发现极个别有家族性的心房颤动患者，就是一个家族里好几个人都得了心房颤动，从基因上也证实了是有一定的基因缺陷。大部分心律失常没有明显的遗传性，并不是说是家里有一个得了心律失常，其他人就一定会得心律失常。

223 突发恶性心律失常该如何急救 ?

恶性心律失常是指影响血液动力学稳定的心律失常，在确保环境安全的情况下，应第一时间对患者进行心肺复苏，就地抢救，呼叫 120 进行救援。现在，在一些公共场合装有自动除颤器，经过训练的人就可以使用它进行电除颤以抢救患者。

224 心律失常患者可以坐飞机吗 ?

心律失常患者能否坐飞机，取决于他本身的情况。如果是病情较轻的心脏早搏患者，坐飞机是可以的。只是飞机在起飞降落的过程中，气压会发生一些改变，可能会影响患者的情绪，会增大心律失常发生的概率。在疾病未得到有效治疗和控制的情况下，建议心律失常患者不要坐飞机，因为一旦疾病发作，会有生命危险。

225 心律失常患者都存在哪些治疗认识上的误区

大致会存在以下几点误区。误区一：认为很难治愈。这是一个很大的误区，目前很多种心律失常能够达到临床治愈，比如阵发性的心房颤动、心房扑动、室上性心动过速，尤其是阵发性室上性心动过速，都可以通过射频消融术来治疗，目前，阵发性室上性心动过速，通过射频消融术99%都能够治愈，对于阵发性的心房颤动以及心房扑动，通过射频消融术治疗，80%以上也能够治愈，所以一般情况下对于心律失常不用太过担心。误区二：心律失常说明患者有心脏病。心律失常表现为突发的心悸、胸痛、气促、憋闷、眩晕等，有些患者只有在心电图检查时才被发现。器质性心脏病、各种不良刺激、药物因素、严重电解质和酸碱平衡紊乱、代谢性疾病等都有可能导致心律失常，所以，这里纠正大家一个认知误区，心律失常并不能说明患者有心脏病，正常人也会出现心律失常。误区三：心电图正常就证明没有心律失常。心电图是诊断心脏疾病的常用方法，但有些患者心律失常表现为阵发性发作，心电图在数分钟内难以捕捉到，就有可能出现漏诊的情况。误区四：单纯依靠药物治疗。治疗心律失常时，应首先明确导致心律失常的原因，积极预防各种不良诱因，切不可单纯地凭借药物来治疗，对生活中的诱发因素置之不理。还应重视心律失常的病因，如高血压、动脉硬化等。

心脏早搏

226 什么是心脏早搏

心脏有一个"司令部"，叫作窦房结，它发号施令，带动心脏以规则的频率跳动。每发一个命令，心脏跳动一次。如果在"司令部"发命令以前，下面的

"副司令""团长"或"排长"等提前发布一个假命令，带动心脏提前跳动，这个提早出现的心脏跳动就叫心脏早搏。这些发布假命令的地方可以出现在心脏内多个部位，根据这些部位的不同可以分为房性心脏早搏、房室交界区心脏早搏、室性心脏早搏。临床中室性心脏早搏最常见，简称室早；房性心脏早搏次之，简称房早；房室交界区心脏早搏比较少见。

227 心脏为什么会出现早搏 ❓

多方面因素会导致心脏早搏发生。有些是因为心脏本身发生疾病，有些是因为其他疾病的影响使心脏负担加重。心脏早搏可以出现在正常人身上，劳累、睡眠不好、情绪激动、饮茶、喝咖啡或饮酒等都是心脏早搏的诱发因素。

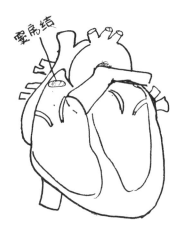

228 心脏发生早搏就一定是心脏病吗 ❓

不是所有心脏早搏都是因为心脏出问题，但是一旦出现心脏早搏，还是建议做一个详细的检查。如果没有心脏病或其他对心脏产生影响的疾病，那么这些心脏早搏大多可以通过生活方式的调整来治疗。这类心脏早搏也叫良性心脏早搏。

229 　正常人和心脏病患者谁更容易出现心脏早搏 ？

　　心脏病患者相对来说更容易出现心脏早搏。在心血管疾病里面，如冠状动脉粥样硬化性心脏病、高血压等是最常见的易发生心脏早搏的疾病，所以本身有心脏病的人如果出现心脏早搏，也需要做进一步检查，以确定是否因为疾病加重而出现心脏早搏。

230 　为什么高血压患者容易出现心脏早搏 ？

　　高血压患者因为血压升高，心脏收缩需要的力就越大，心脏的负担就越重，心脏就会像健美运动员一样变得肌肉发达，但这个肌肉发达不是靠心肌细胞的增多来变大，因为心肌细胞本身是不可再生的，所以心脏只有依靠增大每个心肌细胞的体积来使整个心脏看上去更发达，而心肌细胞体积的增大容易引发心脏早搏。

231 　为什么早上起床后容易出现心脏早搏 ？

　　早上起床的时候，交感神经往往比较活跃，如果突然地起床和下地，这时若植物神经调节能力相对较弱，就有可能会诱发心脏早搏，其中大部分是频发的房性早搏，个别的可能还会出现室性早搏。对于这种情况，患者起床一定要缓慢，适应以后再慢慢地下床。

232 　心脏出现早搏前会有哪些特别的感觉 ？

　　在所有人群的动态心电图里，有 60% 的人有心脏早搏，人的一生中，可能都会出现心脏早搏。心脏早搏的主要症状是人能感觉到心跳有间歇现象，有些人描述为心跳停了一下，有些人感到的则是像坐过山车那样心悬了一下，还有些表现为胸闷胸痛，总之这种感觉往往时间极短，稍纵即逝，但心脏早搏频发的人就会反复出现这种感觉。

233 心脏早搏会引起心脏停跳吗

心脏早搏并不是心脏停跳，只是跳动提前了。三次跳动本来是均匀出现的，如果这次提前，后续的时间就会长一点，让人感觉是心脏停跳了，实际上不是心脏停跳，所以心脏早搏本身不会造成心脏停跳。但有一些特殊类型心脏早搏会诱发恶性心律失常，如室性心动过速或心室颤动，这个时候心脏几乎就像停止跳动一样，需要紧急抢救。

234 心脏发生早搏时每个人的感觉和症状都一样吗

就像前面说的，每个人心脏早搏的症状是不太一样的。有的人对心脏早搏的症状非常敏感，感觉很难受，而有的人对心脏早搏的症状是不敏感的，甚至察觉不到有心脏早搏的发生。这是因人而异的。一般来说往往是那些平时对外界刺激比较敏感的患者容易感觉到心脏早搏的症状。

235 如何发现和诊断心脏早搏

发现心脏早搏可以通过以下方式。第一是触摸脉搏。如果脉搏跳得不齐，无论提前出现，还是突然一下不跳，都可能是有心脏早搏了。当然，摸脉搏一般很难摸得出来是什么类型的心脏早搏。用听诊器可以听出来心脏的跳动，也是根据跳的节奏来推断是否出现了心脏早搏。第二是心电图检查。真正的诊断是靠心电图诊断。做一份心电图，如果在做心电图检查的过程中，记录到了心脏早搏，马上就能诊断是什么类型的心脏早搏。如果心脏早搏在做心电图检查的时候没有发生，这个时候可以通过动态心电图进行检查，这个心电图可以记录 24 到 72 小时的心电图。如果在这期间有了心脏早搏，都可以被记录下来。通过这样的检查，可以确诊是否有心脏早搏。通过动态心电图，我们可以知道 24 小时大概有多少次心脏早搏，就是心脏早搏发生的频度，以此判断心脏早搏是否需要药物或手术治疗。

236　如何判断心脏早搏是生理性的还是病理性的

判断是生理性心脏早搏（良性心脏早搏）还是病理性心脏早搏，需要做一定的检查，排除心脏病以及其他疾病，才能诊断这个心脏早搏是生理性的还是病理性的。专业的医生可通过心电图、心脏彩超以及 24 小时的动态心电图检查来判断。

237　心脏出现早搏就一定很危险吗

不一定。主要看心脏早搏的性质以及严重程度。如果是频发的心脏早搏，有一定的危险性，尤其是频发的室性早搏。但是有些偶发性的心脏早搏，不会影响心脏功能，没有什么危险，患者也不会有明显的症状，大部分由生理因素导致，有可能是熬夜、工作压力大、焦虑、自主神经功能紊乱。对于这种情况，一般可以通过休息或劳逸结合进行缓解。所以，我们并不单纯地以心脏早搏来评价患者是否存在风险，主要还是看心脏早搏发作是否频繁以及患者心脏本身的情况。

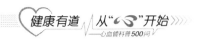
238 心脏发生早搏会产生哪些危害 ？

心脏早搏的危害也是要分成两个层面来看：①本身心脏病加重的一种表现。同时心脏早搏的出现也会使心脏的功能不协调，产生不稳定的因素，有可能诱发一些恶性心律失常，造成猝死。②如果这个患者经过检查以后，没有器质性心脏病，那么心脏早搏对心脏的影响主要取决于心脏早搏出现的多少或者是心脏早搏出现的提前程度。过多的心脏早搏有可能引起心脏的扩大，继而造成心功能不全；而过早出现的心脏早搏也会引发心脏跳动的不稳定，诱发恶性心律失常。总之，大多数心脏早搏的危害是比较小的，患者不必过多担心，但也不能掉以轻心，还是需要让专科医生来判定心脏早搏的性质。

239 心脏早搏都必须治疗吗 ？

大多数良性心脏早搏不需要治疗，只需要观察，调整生活方式即可。而有一些心脏早搏是需要治疗的。治疗包括两方面：一方面是缓解症状，可能用一些中成药，用调节神经的药物，比如一些症状比较明显但发作又不是特别多的良性心脏早搏；另一方面则是真正治疗心脏早搏，适当地用一些抗心律失常的药物来进行治疗。如果药物治疗效果不好，也可以采取导管消融治疗，比如发作特别频繁的良性心脏早搏、容易造成不良后果的心脏早搏。总的来说，还是需要根据医生的建议来选择治疗方案。

240 心脏早搏患者需要终身药物治疗吗 ？

心脏病有很多种，有些确实需要长期服药甚至终身服药，但也有不需要长期服药的。引起心律失常的原因很多，心律失常本身又存在于很多疾病中。如果能去除心律失常的病根，心律失常也就被根治了，那么就不需要终身吃药，比如用射频消融手术治疗室上速、室速、房颤、窦速等；再比如由药物引起的心律失常，停药后自然好转就不用吃药；再比如预激综合征手术后就能根治；等等。如果引发心律失常的根源无法去除，而心律失常本身也有潜在的风险，控制心律失常对患者能够带来益处，那么可能需要长期吃药。

241　心脏早搏在什么情况下可以进行手术治疗

近些年，一些研究发现，心脏早搏比较多的，大概是在 24 小时内，有一万次以上，或者是占了 24 小时心跳的 10% 左右。特殊部位发生的心脏早搏、特殊时间出现的心脏早搏（R-on-T 室性早搏），可能会对心脏产生影响，有些患者心脏逐渐变大，导致心功能不全。对这些患者来说，如果药物治疗效果不佳、药物服用存在禁忌或者患者不愿意药物治疗，则可以选择心脏射频消融术的办法来治疗。

242　导管射频消融术治疗心脏早搏成功率如何，风险大吗

一般导管消融治疗心脏早搏，主要是治疗室性早搏。对室性早搏来说，消融成功率是这样的：有的部位消融成功率是很高的，比如说右室流出道的室性早搏，甚至左室流出道的室性早搏，消融成功率能达到 90% 左右；对其他部位室性早搏的消融，成功率稍微低一点。整体的消融成功率能够达到 80% 以上。至于风险，可以说任何一个手术、任何一种治疗措施，都存在一定的风险。具体可以参看"心脏射频消融术"章节。

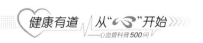

243 如何预防心脏早搏的发生 ？

如果能够找到心脏早搏的诱因，我们就可以预防心脏早搏的发生。（1）在饮食或者饮料中，有些东西能诱发心脏早搏。情绪激动的时候容易诱发心脏早搏，疲劳的时候也容易诱发心脏早搏。在生活中，可以找到一定的规律，然后去改变这个规律，让它不发生。（2）对有器质性心脏病的患者，要尽量把心脏病控制好。比如说高血压患者，尽量把血压控制好，让心脏不要肥厚，不要增大，不要发生心力衰竭。冠状动脉粥样硬化性心脏病患者也是要积极治疗，避免发生缺血事件等。还有心力衰竭患者，要把心力衰竭尽量控制好。（3）饮食要清淡，实际上就是有利于健康的饮食、生活习惯，对预防心脏早搏来说，可以产生一定的效果。这些都可以减少心脏早搏的发生。

244 心脏早搏会遗传吗 ？

心脏早搏不会遗传。大部分的心脏早搏都是由于环境、情绪影响了内环境的变化，神经调节不平衡，或者是心脏某一个组织的兴奋性发生了变化而产生的。所以它是不会遗传的。和器质性心脏病相关的心脏早搏，绝大多数也是不遗传的。只有极少数遗传性的心脏病，是由于心脏病的遗传，而带来一些变化，但不是因为心脏早搏本身的遗传。所以原则上来说，心脏早搏是不会遗传的。

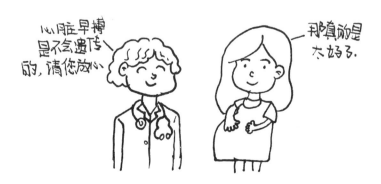

心动过速

245 什么是心动过速 ?

心动过速是指心率超过 100 次 / 分钟。但心动过速也是一大类心律失常的统称，临床上大致可分为窦性心动过速、房性心动过速（包括心房颤动、心房扑动）、交界性心动过速、房室结折返性心动过速、房室折返性心动过速、室性心动过速。

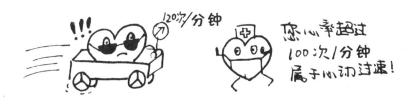

246 引起心动过速的原因有哪些 ?

心动过速产生的原因主要分为生理性和病理性两种。

生理性原因主要是指跑步、体力劳动、饮酒、情绪激动及紧张等因素，这种原因引起的心跳加快主要是指窦性心动过速，一般无须做特殊处理，将这些诱因去除以后就会恢复正常的窦性心律。

病理性原因主要是指继发于其他疾病或由心脏本身疾病诱发的心动过速，包括了心动过速的全部类型，大多数需要进行相应的治疗。

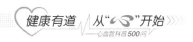

247 心动过速有哪些症状 ❓

心动过速产生的症状因人而异，出现最多的是心慌、心悸，也可表现为胸闷、胸痛、头晕、咳嗽、晕厥等，当然也有患者什么症状都没有，但这不一定是好事，有时反而会延误治疗。

248 心动过速的危害有哪些 ❓

心动过速所产生的危害包括急性的危害和慢性的危害。

急性危害严重影响患者的生活质量，频率特别快的心动过速会导致心脑等的损害，引发心肌梗死、脑梗死、晕厥，以及由此导致的意外摔伤等。

慢性危害主要指会引起心动过速性心肌病，导致心脏扩大、心功能不全，有些特殊类型的心动过速，如心房颤动，会引起脑血管意外等。

249 该如何检查出心动过速 ❓

心动过速的确定主要是依据心电图的结果，但有时心动过速不是时时刻刻在发作，普通心电图无法抓捕到心动过速，如果每天都会发作，就需要做24小时动态心电图检查，如果心动过速发作没有固定的时间，检查起来就比较麻烦，有时甚至需要植入心电事件记录仪（通过手术在体内植入，可以观察3年内是否有心动过速发作）。

250 窦性心动过速需要治疗吗 ❓

很多时候患者觉得心慌心悸，到医院一检查心电图，报告说是窦性心动过速，很多患者看不懂，以为生了什么大毛病，其实大部分窦性心动过速是不需要特殊治疗的，除非是由其他疾病引起的，那就需要治疗引起心动过速的原发疾病，这样窦性心动过速就会自行缓解，当然如果患者的症状很明显，也可以短期适当给予减慢心率的药物。

临床上还存在一种特殊类型的窦性心动过速，这种心动过速不是因为受到了外界因素的影响，而是窦房结本身出现疾病，导致心动过速，这个时候就需要长期药物治疗，有时甚至需要行心脏射频消融术来治疗。

251 什么是阵发性室上性心动过速 ❓

人类的心脏有四个腔室，上面两个心房，下面两个心室。阵发性室上性心动过速（简称室上速）统指起源于心房或房室交界区的心动过速，这是为了和室性心动过速相区别，因为一般情况下室性心动过速的危险性远远高于室上性心动过速。

但临床中我们又将阵发性室上性心动过速特指两种常见的心动过速，那就是阵发性房室结折返性心动过速和阵发性房室折返性心动过速。引起这两种心动过速的原因是在正常的心电传导路径外，还存在异常的传导路径。临床中医生很有可能会和你说你的心脏多了"一条路"，一般是先天性的，那么所指的就是这两种心动过速。它们发作有共同的特点，突发突止，一般年轻时开始发病，随着年龄的增加，发作的次数可能会越来越多，发作持续时间也会越来越长，但大多可以通过心脏射频消融术来根治，成功率可以达到 95% ～ 98%。

252 室上性心动过速发作时怎么终止 ❓

室上性心动过速的发作特点是突然发作突然终止，所以它是可以被终止的，已经明确诊断是室上性心动过速但是未通过手术根治的患者如果遇到室上性心动过速突然发作，可以通过一定的办法自我救治，方法如下（每种方法都可试用）：

（1）闭眼后压迫一侧的眼球。

（2）用筷子或其他物品刺激喉咙，诱发恶心、呕吐。

（3）深呼吸后用力屏气数十秒钟，甚至可以将面部浸入冷水中屏气。

但是如果上述办法不能终止室上性心动过速，就要到附近较大的综合性医院急诊室就诊，通过药物或其他办法终止其发作，发作较频繁的患者建议行心脏射频消融术根治室上性心动过速。

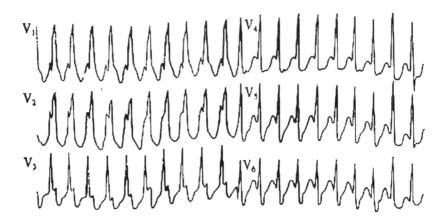

253 室上性心动过速吃药能治好吗

就像概要中说的，治疗心律失常的药物一般只能减少心律失常的发作次数，并不能完全治好心律失常，室上性心动过速的药物治疗也是预防它的发作，起不到根治的作用，药物治疗也主要是在室上性心动过速发作时紧急治疗使用，如果想要根治室上性心动过速，那么心脏射频消融术是最佳选择，也是目前心脏射频消融手术中成功率最高的手术。

254　孕妇发作室上性心动过速时怎么治疗 ❓

　　临床中也经常会遇到孕妇在孕期中发作室上性心动过速，这个时候处理起来就会比较棘手，因为药物治疗多少会对胎儿产生影响，所以首先选择的是迷走神经刺激的物理方法，主要包括深吸气后屏住呼吸、刺激会厌引起恶心、屏气后面部浸入冷水等，但这只能使一小部分室上性心动过速转为正常的心律。其他无创伤的方法就是食管电生理调搏法，但能开展这种治疗方法的医院一般都是综合性三级医院。如果室上性心动过速反复发作则需要通过手术来根治，孕妇也可以采用心脏射频消融术来治疗，但会采取避免 X 线的方法，即所谓绿色电生理的方法，一般大型综合性医院能开展这类手术。

　　所以，育龄期的女性如果知道自己出现过室上性心动过速，则最好在怀孕之前就通过心脏射频消融术来根治，以免孕期发作带来诸多不便。

255　什么是预激综合征 ❓

　　预激综合征是心脏多了"一条路"的特殊类型，它一般通过普通心电图就能够诊断，不像一般室上性心动过速，需要抓取发作时的心电图才能诊断。

　　为什么要把预激综合征单独列出来呢？因为在合并心房颤动时，有预激通路存在会诱发心室颤动，引发心脏停跳，所以一旦诊断预激综合征，哪怕平时很少有心动过速发作，也建议通过手术消除这条多出来的"路"，以免以后随着年龄的增大会合并心房颤动。预激综合征的治疗主要也是通过心脏射频消融术，成功率和室上性心动过速是一样的。

256　什么是房性心动过速 ❓

　　房性心动过速（简称房速）是指连续出现 3 个以上的房早（房性心脏早搏），

频率需大于 100 次 / 分钟。按照发生机制与心电图表现的不同，房性心动过速可分为自律性房性心动过速、折返性房性心动过速与混乱性房性心动过速三种。可使用心电图进行检查，并根据检查结果进行诊断和药物治疗。

房速的病因多样，房速主要出现在有器质性心脏病或其他疾病的患者身上，发作类型也多样，一般患者比较难完全理解，总体来说房性心动过速一般不会马上引起生命危险，但长期频繁的发作可能会导致心房结构及功能遭到损害，继而转变成心房颤动。大部分房速患者一般通过药物来控制其发作，其中有部分也可以通过心脏射频消融术治疗。

257 什么是房室交界区性心动过速 ?

房室交界区性心动过速（简称交界性心动过速）是指发生心动过速的起源点在心房和心室之间的房室交界区，定义上的特点也是心率需大于 100 次 / 分钟，连续出现多于 3 个交界性心脏早搏。多见于病理状态，最常见的病因为急性心肌梗死、心肌炎和洋地黄中毒。所以，交界性心动过速的治疗主要也是针对原发病的治疗。但也有部分可出现在正常人中，这种情况往往出现在自主神经功能调节异常时，可自行恢复正常。

258 什么是室性心动过速 ?

室性心动过速（简称室速）是指心动过速起源于心室，连续出现多于 3 个室早，频率大于 100 次 / 分钟。室性心动过速发生的比例要远远低于室早，它主要见于已经有器质性心脏病的人群，这部分室性心动过速大约能占到 90%。只有 10% 的室性心动过速是发生在心脏没有什么严重问题的人身上，学名叫作特发性室性心动过速。室性心动过速的发作，临床上一般都会引起医生的特别重视，因为很多室性心动过速会马上威胁到患者的生命，需要紧急抢救，很多患者猝死也是因为室性心动过速，所以它是心血管疾病患者的一大杀手。

259 | 引起室性心动过速的原因有哪些

室性心动过速也可分为两大类情况。一种是患者有器质性心脏病。几乎所有的器质性心脏病都会并发室性心动过速，比如说冠状动脉粥样硬化性心脏病、心肌梗死、肥厚型心肌病、扩张型心肌病、心肌炎、心力衰竭，还有一些少见的遗传性的心脏病。这些疾病都会并发室性心动过速。应该说在有器质性心脏病的患者当中，发生室性心动过速的风险是非常高的。另一大类情况非常类似于室早（室性心脏早搏），就是患者在没有器质性心脏病的基础上发生的室性心动过速。对于后者来讲，其往往和一些生活方式是有关系的，特别是饮酒。

260 | 为什么对室性心动过速进行危险分层很重要

对室性心动过速进行分类或者危险分层是非常重要的。其中最主要的一个指标，就是看这个患者是否患有器质性心脏病。如果患者有器质性心脏病，那么其室性心动过速危险层级就比较高。比如心肌梗死患者心肌都被梗死掉了，心肌本身就有问题了，如果再有室性心动过速，心脏跳得很快，这时心脏就容易出现心室颤动，甚至猝死。这是一种比较严重的情况。但假如患者是特发性室性心动过速，他没有心脏基础疾病，那么风险就没有那么高。所以室性心动过速可以分成器质性室性心动过速和特发性室性心动过速两大类，治疗方法上也是不一样的。

261 | 室性心动过速该如何治疗

室性心动过速的治疗，应该是有很多的方法：

（1）药物治疗。最常用的两大类药物是 β 受体阻断剂和抗心律失常药物。绝大多数室性心动过速是需要吃药的，无论是器质性室性心动过速还是特发性室性心动过速。药物治疗是基础治疗，特别是 β 受体阻断剂是基础的疗法，但同样，药物治疗不能根治室性心动过速。

（2）在药物基础治疗的基础上，对于室性心动过速还有另外一种疗法，即埋藏式心律转复除颤器治疗。主要是在室性心动过速发作时，用释放药物或电击的方法快速终止室性心动过速的发作，来挽救患者的生命。

（3）做心脏射频消融手术。该手术一般针对特发性室性心动过速患者，可以有相对较高的成功率；还有是针对植入埋藏式心律转复除颤器后虽然服用药物但室性心动过速仍然反复发作的患者，这类患者的手术成功率很难估计，而且手术风险也较一般心脏射频消融术大，所以这也是没有其他办法时唯一能指望还能有效果的治疗方法。

262 什么是治疗室性心动过速的埋藏式心律转复除颤器疗法

埋藏式心律转复除颤器的英文缩写是 ICD。它是在患者的锁骨下面开一个三四厘米长的切口，做一个囊袋，就是给它安一个"家"。埋藏式心律转复除颤器有一个或两个"触角"，一根送到心室，另一根送到心房；当然如果只有一根，

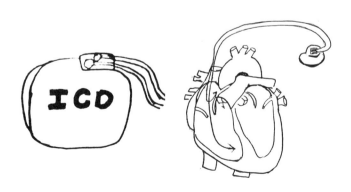

那就送到心室，在室性心动过速发作的时候，"触角"就可以及时出手，终止室性心动过速。埋藏式心律转复除颤器的使用寿命和它的使用频率有关。如果患者室性心动过速发作频繁，经常需要埋藏式心律转复除颤器工作，那么它的寿命就会变短，大概三四年可能就需要更换。如果患者室性心动过速发作很少，比如说一年才发作一两次，埋藏式心律转复除颤器的工作时间很少，那么它的寿命可以达到十年左右。可以说埋藏式心律转复除颤器对于治疗室性心动过速非常有效。目前埋藏式心律转复除颤器最大的缺点是在体内没有办法充电，每次更换电池就需要把整个埋藏式心律转复除颤器取出来，再移一块新的进去。

263 如何正确认识埋藏式心律转复除颤器治疗？

在临床中，埋藏式心律转复除颤器的植入主要分为两种情况。一种是在已经有过室性心动过速发作的患者体内植入埋藏式心律转复除颤器，在下一次室性心动过速发作时能及时终止室性心动过速以挽救生命。这种治疗称为二级预防。另一种情况是患者的室性心动过速从来没有发作过，但是医生也会建议患者植入埋藏式心律转复除颤器。这种治疗称为一级预防，目的是预防目前没有发生但极有可能会在以后发作的室性心动过速。这类患者往往是指心脏明显扩大，心脏收缩功能明显减退的患者，所以正是因为没有发生过室性心动过速，很多患者是有抵触情绪的，作为患者，很难把室性心动过速的严重后果和自己联系起来，抱有侥幸心理，往往想着等发作了再做。但有些患者就是因为没有进行一级预防，植入埋藏式心律转复除颤器而失去了生命，也就没有了二级预防的机会。如果医生建议患者做埋藏式心律转复除颤器，患者还是要从自己的年龄和健康角度综合考虑，尽可能接受，因为这个疗法是救命的。

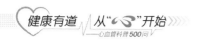
264 哪些室性心动过速患者适合做埋藏式心律转复除颤器植入 ?

埋藏式心律转复除颤器主要适用于一些药物治疗无效的器质性心脏病的室性心动过速，或者遗传性心脏病的室性心动过速。也就是适用于具有较高的猝死风险，以及导管消融失败的，比较难治的这一部分室性心动过速。

因为禁忌证很少，绝大多数室性心动过速的患者选择植入埋藏式心律转复除颤器的疗法。所以对于器质性室性心动过速患者，建议其首选的疗法是植入埋藏式心律转复除颤器，因为不管室性心动过速如何发作，埋藏式心律转复除颤器都可以处理。但是无法根治，因为室性心动过速还在，只是室性心动过速发作的时候，埋藏式心律转复除颤器及时出手，迅速终止它，但这并不能预防不再发作。事实上对于心脏病来讲，原发病是很难被根治掉的，比如说心肌梗死，这块心肌已经坏死了，无论用什么样的办法，很难让这块心肌"起死回生"。这就是器质性心脏病患者的室性心动过速比较难以被根治的一个原因。植入了心脏起搏器的患者也可以做埋藏式心律转复除颤器。把起搏器拿出来，换一个埋藏式心律转复除颤器，埋藏式心律转复除颤器可以起到起搏器的作用。埋藏式心律转复除颤器可以取代起搏器，但是起搏器没法替代埋藏式心律转复除颤器。

265 特发性室性心动过速可以根治吗 ?

如果心脏本身是正常的，或者是接近正常的患者，这种室性心动过速大多数是可以被根治的。但是病理性的室性心动过速或者说是已经有心脏基础疾病的室性心动过速，用导管消融术治疗这类室性心动过速的效果就要差好多。所以说不同的病种，有不同的根治率。通常来讲，病理性室性心动过速的治疗成功率在 50% ~ 60% 之间。特发性的室性心动过速，导管消融术成功率很高，能到 80% ~ 90%。所以特发性的室性心动过速，首选导管消融术，尽量通过导管消融把特发性的室性心动过速根治。因为其他心肌都是正常的，将来再发的可能性就很小。但是如果病理性的室性心动过速有心脏基础病变，而这个病变又很难根治，那么首选的疗法是植入埋藏式心律转复除颤器。

266 室性心动过速可以预防吗

目前医学上没有很好的能预防室性心动过速发生的办法。延缓器质性心脏病的进展，对于室性心动过速的发生可能会有一定的好处，即会让室性心动过速发作的频率少一些，这其中也包括服用一些药物减少室性心动过速发作的次数，以及植入埋藏式心律转复除颤器来终止室性心动过速发作。

267 室性心动过速患者平时生活中应该注意哪些事

室性心动过速的发生绝大多数是有诱因的。一些特发性室性心动过速往往和患者情绪过于激动、大量运动有关系；病理性的室性心动过速，往往可能和患者器质性心脏病病变的进展有一定关系。对于室性心动过速的患者，更加要强调健康的生活方式，对于在器质性心脏病基础上发生的室性心动过速患者，不推荐进行大负荷的运动，因为这样非常容易诱发室性心动过速，如果那个时候没有埋藏式心律转复除颤器"保驾"，就可能会有危险。每个人可以选择不同的运动方式，比如步行、游泳、抖空竹、打太极拳等，这些都是比较好的运动。但是现代医学的观点认为，剧烈运动特别是竞技性的剧烈运动，对心脏的危害是非常大的。一些运动员，比如说在踢足球的时候猝死在赛场，实际上就是剧烈运动的时候，他的身体里面产生了室性心动过速，这是非常危险的。现在认为剧烈的运动，特别是对于一些中老年人，可能坏处要远远多于好处。但是中等量的运动，非竞技性的运动，都是没问题的。

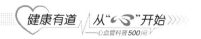

心房颤动（房颤）

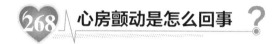
268 心房颤动是怎么回事 ？

心房颤动是心动过速的一种特殊复杂类型，通俗地讲就是心脏跳得极度紊乱，也是一种比较严重的复杂的心律失常。它发生在心脏的心房部分。正常的时候，心脏是由窦房结这个"司令部"来主导跳动的，心房颤动时"司令部"就失去工作能力，是由来自心房的"一些造反的部队"夺获了整个心房，让心脏乱跳，频率加快，整个心脏在心房颤动时，通常能跳到 100 次／分钟～ 200 次／分钟，跳得非常快。心房颤动和年龄是密切相关的，成年人中患心房颤动的比率在 1%，75 岁以上的老年人患病率会增加到 10%，80 岁以上患病率则会增加到 20%。所以它是一种非常常见的疾病，危害很大，会造成中风、心功能不全等。

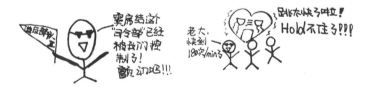

269 引起心房颤动的原因有哪些 ？

现在的研究表明，心房颤动发病原因人们并不是太清楚。而可以明确的是它和年龄相关，就仿佛是一种人体老化的过程，年龄越大，心房颤动的发生率越高，所以年龄是最主要的一个危险因素。当然还有其他多种因素，几个比较明确的因素如下所述：

（1）高血压和心脏病。比如说心力衰竭。在心力衰竭的患者当中，大概有

146

40% 的患者会有心房颤动。心脏一旦有了问题，心房颤动往往会作为一个"副产品"出现。

（2）其他系统疾病也会引发心房颤动，最常见的就是甲状腺问题。甲状腺如果出了问题，比如说甲状腺功能亢进，容易造成心房颤动。睡觉时容易打呼噜的人，会有睡眠呼吸暂停综合征，造成夜间全身缺氧，也容易引发心房颤动。其他会造成全身缺氧的疾病如慢性支气管炎等也容易引发心房颤动。

（3）还有一些生活方式的问题，比如说大量饮酒。在国外，假期过后，门诊心房颤动患者就会增多，所以心房颤动又被称为"假日心脏病"。因为在假期当中畅饮，饮了很多酒之后，容易发生心房颤动。肥胖的人也比较容易发生心房颤动。

当然，还有相当一部分患者，年龄不是很大，没有任何心脏病，也没有任何不良的生活嗜好，但就是有心房颤动，这叫特发性心房颤动，医学上目前还没有办法把原因弄清楚。

270 为什么高血压患者更容易出现心房颤动？

心房颤动的发病机制可能还是比较复杂的。首先不仅仅是高血压，很多心脏病都会发生心房颤动，说明它有一些共同的机制。但是如果直观地理解，不管何种原因，只要是心房有问题，就容易有心房颤动。高血压是指动脉血压升高，相当于心脏在收缩的时候，面临的压力比较大，因为血压比较高，它要把血打出去，就会面临很大的阻力，时间长了之后，高血压患者的心房往往会比健康人要大一些。整个心室变肥厚、增大，所以就容易有心房颤动。

271 为什么缺氧容易导致心房颤动？

呼吸睡眠暂停综合征以及一些肺病，会造成心房颤动。这些人心房颤动的发病率也很高。原因不是特别清楚，但推测可能是和低氧有关系。无论是呼吸睡眠暂停综合征患者，还是一些慢性阻塞性肺病患者，体内的氧合指数减少，整个身体的供氧也减少，就会造成整个心脏需氧也减少，容易出现各种各样的心律失常，包括心脏早搏、心房颤动、房性心动过速、室性心动过速等。所以心房颤动是低氧造成的诸多心律失常中的一种。

272 为什么饮酒容易诱发心房颤动

饮酒对心脏的影响有急性和慢性两方面。

（1）急性影响是指饮酒可致心房电重构。酒精可以通过提高心肌细胞外钾电流活动，直接缩短心房和肺静脉动作电位时间，因而直接引发心房颤动。酒精也可以直接影响自主神经，可以直接刺激交感神经，引发心房颤动，这类患者发生心房颤动时多伴有情绪激动。另外，酒精也可以直接影响迷走神经，使患者在休息、睡眠或吃饭过程中发生心房颤动。

（2）慢性影响是指长期饮酒会造成心房解剖结构改变，这种改变有时是不可逆的。观察做了射频消融术后心房颤动复发的患者，提示酒精可以增加心房低电压的面积，促进心房颤动的复发。

273 肥胖与心房颤动的发生有关系吗

研究发现，与正常体重组相比，约50%的肥胖人群更可能发生心房颤动。体质指数（BMI）超过正常值者，BMI每增加1单位，发生心房颤动的风险增加4%，并且更易发生持续性心房颤动。首先，肥胖的人交感神经兴奋性会增高，高血压的发生概率会增加，而高血压本身也是心房颤动的危险因素；其次，肥胖者心房的脂肪浸润增加，通俗地说就是心房也会长好多"肥肉"，这些"肥肉"会影响心房正常的电活动，促进心房颤动的发生；再次，肥胖者发生阻塞性睡眠呼吸暂停综合征（即打鼾）的概率更大，心肺系统承受压力增大也会加大心房颤动发生的风险。

274 心房颤动与睡眠呼吸暂停有关系吗

患有睡眠呼吸暂停（SAHS）者更易发生心房颤动，可能的机制包括：SAHS 患者常合并多项其他心房颤动危险因素，如高血压、冠状动脉粥样硬化性心脏病等；SAHS 导致的低氧血症和自主神经功能紊乱与心房颤动的发生有关；SAHS 可以导致心房电活动及结构改变引发心房颤动。

275 出现哪些症状时要警惕心房颤动的发生

心房颤动的症状，个体差异很大，不同的心房颤动患者有不同的症状。但是最常见的一些症状，大概有这几种：

（1）心悸。这也是最常见的症状。心房颤动的时候，心脏跳动会加快，通常会超过 100 次 / 分钟，所以患者会觉得心慌，觉得心跳很快。有的时候，患者没有心慌的感觉，但是感觉胸口有一种隐隐的不舒服；有些患者描述，说像是心里出来了一个小兔子似的，还有患者描述，觉得心里隐隐不安。

（2）乏力、尿频或出汗。

（3）没有症状。还有相当一部分患者，特别是一些老年人，是没有什么感觉的，在体检的时候才发现有心房颤动，或者说在家自行量血压的时候，发现血压计上显示脉搏跳动不规则了，再一做心电图，才发现是心房颤动。

（4）基础心脏疾病加重。患者已经有其他心脏病，比如说心绞痛、心力衰竭，一旦出现心房颤动，就会使原来这些心脏病的症状进一步加重，类似于雪上加霜。心绞痛犯病的时候，患者会觉得胸口像刀割一样疼。本来药物控制挺好，如果合并心房颤动，心绞痛发作就会频繁。

所以心房颤动的症状谱是很大的，差异也非常大，确诊还是要根据心电图的诊断。

276 \ 为什么心房颤动发作时会感到尿频呢 ❓

心房颤动发作时心房容易分泌心房钠尿肽（ANP），而心房钠尿肽的主要作用就是使血管平滑肌舒张和促进肾脏排钠、排水，心房颤动患者容易出现尿频的症状，所以很多患者会去泌尿外科及肾内科就诊，检查结果没什么问题，一看心电图是心房颤动，就什么都明白了。无缘无故尿频并伴有心慌心悸时，就要高度怀疑患心房颤动的可能。

277 \ 心房颤动患者做检查时有什么诀窍 ❓

心房颤动从诊断上讲是非常容易的，不需要很高大上的设备就能够检查出来，它只需要一份简单的心电图。但是这个诀窍在哪儿呢？那就是一定要在症状发作的时候去做。当然有的患者是持续心房颤动，他每时每刻都是心律失常，每次做心电图都是心房颤动；但是有一部分患者是阵发性的，不发作的时候去做心电图，就是正常的。所以建议患者觉得心里有点不舒服，或者触摸脉搏时感觉跳得不太整齐，马上去最近的医院做心电图，不一定要到大医院。现在还有越来越多的可穿戴式设备，比如说手表，它能够显示心电图，还有一些很小的贴片，贴身上，一贴能贴两周，可以记录两周的心电图。这些可穿戴式设备出现之后，让心房颤动的检出变得更容易了。

278 \ 如何在早期自我发现心房颤动 ❓

这就谈到定期体检以及定期自我健康检查的重要性了。还是建议大家每年都要做一次体检，包括一次简单心电图检查。在临床上有一些患者确实没有症状，检查之后就发现心房颤动了。心房颤动的病史对后续的治疗是非常重要的。比如患者去年做体检还没有心房颤动，今年做有了，那么肯定是在一年之内发生的。正常的脉搏就像钟表，很整齐的。心房颤动的脉搏是有一个很特殊表现的，摸的时候脉搏会很乱，绝对不整齐。一个很简单的办法，教患者去摸自己的脉搏，一旦发现不齐，及时去做心电图，就能够检查出来。通过心电图检查，就可以得到很明确的诊断。所以诊断就是靠心电图，而不是靠症状。

279 心房颤动发生时一定会有心悸的感觉吗？

心房颤动患者可能完全没有症状，很多患者是体检的时候才发现患有心房颤动的。有的也不是完全没有症状，而是感觉不那么明显。这类患者大概占到心房颤动的 10%。

有症状的大约占到 90%，可能是突然就发作，比较常见的包括：患者自己感到心慌心悸（实际心悸就是心慌，一回事儿）或奔马律（胸口怦怦跳，仿佛雷声滚滚、鼓声敲击或鱼儿扑通跳水等）、胸部不适（有的感觉胸痛）、胸闷气短、乏力（总感觉没劲儿，易疲劳，运动量降低）、脉搏不齐（脉搏强弱不等，有时感觉像是漏跳了一样）、头晕（有的会昏厥）、后背难受、嗓子眼发紧发胀、肠胃功能紊乱等。冠状动脉粥样硬化性心脏病患者，如果心房颤动发作，还可能会晕倒，甚至心力衰竭、休克。

280 突发心房颤动该怎么办？

心房颤动患者突然发作主要是指阵发性心房颤动的发作，有患者会问，一旦发作，是不是要吃一些速效救心丸，是不是要吃一些丹参滴丸，等等，这些药物对心房颤动是没有效果的，含硝酸甘油对心房颤动也是没有效果的。阵发性心房颤动一旦发作，第一时间要休息，不要让心脏有更多的负担。其次如果是第一次发作，建议患者一定要去医院，不要在家里随便吃药。如果已经是反复发作很多次，需要吃一些能够控制心率的药物，让心脏跳得慢一点，这样就不会那么难受；如果吃了这些药物之后，心房颤动还是没有办法转复过来，还是应该去医院。因为心房颤动有一个时间窗，持续时间一旦超过 48 小时，心房里就容易长血栓，容易并发栓塞。

281 心房颤动患者可以运动吗

鉴于这类疾病的特殊性，在心房颤动急性发作时，不建议进行运动，因为运动会进一步加重心慌症状。但是如果心房颤动患者的心室率维持正常，则可以适当进行运动。此外还要考虑患者的基础心脏病和心功能情况等。平时心房颤动患者也应选择节奏比较舒缓、便于调节运动节拍的锻炼项目，如散步、快慢走结合、健身舞、广播体操、扭秧歌、打太极拳等，在运动时要循序渐进，控制好运动频率。运动要讲究科学，每次运动前要做准备活动，运动应从低强度向中等强度逐渐过渡，开始时，每天可运动 20 ～ 30 分钟，如无不适，再逐渐增加到 60 分钟，每周锻炼不应少于 3 次。还要注意在饭前、饭后不要运动。

282 心房颤动会引发哪些危害

心房颤动的危害，位于第一位的是脑中风。正常的心房收缩舒张是有规律的，心房颤动失去了收缩功能。心房里有一个部位叫左心耳，看上去很不规则，里面还有一些肌肉。所以心房颤动发作时，血液容易在左心耳里面凝结成块，这就是血栓，而这个血栓一旦脱落，还有 90% 的概率会进入大脑，就会造成脑栓塞，这是脑中风的一种表现。而心房颤动造成的脑中风，致死率和致残率、复发率都很高，危害是非常大的。有报道，如果不去干预，那么心房颤动患者发生脑中风的概率高达 40%。

位于第二位的危害是会造成心脏功能的衰竭。正常情况下心脏的功能是通过心室来实现的。因为正常的心跳是很规律的，但是如果心跳加快、跳得很不整齐，时间长了心室也会受不了，就会发生心力衰竭，出现胸闷气短的症状。

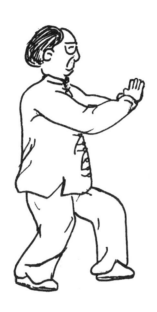

283 心房颤动分为哪几种类型

心房颤动可以分为阵发性心房颤动和持续性心房颤动两种。

心房颤动有时候发作，有时候不发作，做心电图检查有时候是完全好的，有时候不规则，这种叫阵发性心房颤动。

每次做心电图检查，每次触摸脉搏，跳动都是绝对不齐的，都是心房颤动，这种叫作持续性心房颤动。当然在持续性心房颤动当中，又可以做进一步的区分，比如：持续时间短的，一年以内的，就叫持续心房颤动；超过一年的，又叫长病程的持续心房颤动；还有一种就是完全不可能把心房颤动给转复过来或者不打算去转复的长病程持续心房颤动，叫永久性心房颤动。

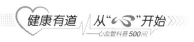
284 心房颤动如何治疗 ❓

心房颤动的治疗主要包括恢复心房颤动至正常心律、控制心房颤动的快速心室率、预防中风三大方面。

显而易见，最佳的治疗当然是能让心房颤动消失，使心脏恢复正常跳动，这其实是每一个患者都需要首先考虑的治疗方向，但并非所有的心房颤动患者都能够或者说是有机会把心房颤动恢复成窦性心律，这主要得看心房颤动持续的时间和心脏基础疾病如何，具体的方法包括药物治疗、电复律结合药物治疗、导管消融治疗及外科迷宫手术治疗等。

其他方面的治疗针对的是这部分没有办法恢复正常心律的患者，因为无法恢复正常心律并不代表疾病已经无药可医了，我们可以通过药物来减慢患者心房颤动所带来的快速性心率，从而减轻患者的临床症状，也可以通过药物来改善心房颤动所导致的心功能损害。

我们已经知道心房颤动的最大危害就是会引起中风，所以预防中风也成为其中一个重要的治疗措施，目前临床上常用的疗法是终身服用抗凝药物或进行左心耳封堵手术。

285 预防心房颤动引发的脑中风的药物有哪些 ❓

心房颤动患者初次就诊时，医生的首要任务就是评估患者发生脑中风风险的高低。如果患者是一个年轻人且是刚刚发现患了心房颤动，身体没有任何其他问题，那么他发生脑中风的风险是低的；但是如果是一位80岁的老先生，他有高血压、糖尿病和冠状动脉粥样硬化性心脏病，那么他发生脑中风的概率，会是前者的几倍甚至十几倍。

治疗方面，医生首先会给他一些药物，这些药物统称抗凝药物，可以预防心房颤动引发的中风。抗凝药物主要有两大类：一种叫作香豆素类抗凝剂华法林；另外一种是这两年新出现的抗凝药物，叫作新型口服抗凝剂（目前国内能使用的有利伐沙班和达比加群酯两种）。二者在有效性和安全性方面差不多，最大的区别在于，患者服用华法林预防中风时要经常抽血，因为华法林个体差异非常大，达到同样的指标，有患者可能一天需要吃三片，有的患者可能只需要吃四分之一片，所以需要经常抽血来调整华法林的剂量；新型口服抗凝药就可以免去抽血，但是上市时间不长且价格昂贵，不过对对华法林有抗凝禁忌的患者来说这是个不错的选择。

286 \ 为什么服用华法林需要反复抽血 ?

因为华法林的疗效个体差异非常大，而且还容易和多种食物及药物相互作用。个体差异主要是指达到同样的指标，患者服用剂量不同，所以要根据血液化验的结果确定每个人的服用剂量。确定了个体剂量后，也要定期复查，排除其他食物及药物的干扰。因为药物的疗效在不断变化，效果太小就起不到预防中风的作用，太大容易引发出血并发症，最严重时可以出现脑出血，就有可能造成手脚瘫痪等严重后果，所以需要定期根据化验的结果，来调整华法林的服用剂量。

287 \ 哪些药物会影响华法林的疗效 ?

与华法林相互作用的药物分为两种，分别可以增强或减弱疗效。

（1）增强华法林抗凝作用的药物：

胺碘酮、地尔硫卓、普罗帕酮、非诺贝特、普萘洛尔、阿司匹林、氟伐他汀、辛伐他汀、水杨酸钠、胰高血糖素、奎尼丁、吲哚美辛、保泰松、奎宁、依他尼酸、甲苯磺丁脲、甲硝唑、别嘌呤醇、红霉素、氯霉素、某些氨基糖苷类抗生素、头孢菌素类、苯碘达隆、西咪替丁、氯贝丁酯、右旋甲状腺素、对乙酰氨基酚等。

（2）减弱华法林抗凝作用的药物：

苯妥英钠、巴比妥类、口服避孕药、雌激素、考来烯胺、利福平、维生素 K 类、氯噻酮、螺内酯、扑痛酮、皮质激素等。

同时还有些药物不能和华法林同时使用，包括盐酸肾上腺素、阿米卡星、维生素 B_{12}、间羟胺、缩宫素、盐酸氯丙嗪、盐酸万古霉素等。

288　服用华法林的患者为什么要忌口

华法林是一种最常用的口服抗凝剂，属于香豆素类药物，其作用机制就是拮抗维生素 K，进而达到抗凝的作用；另外，华法林通过肝脏代谢清除，影响华法林代谢的药物，也可以增强或减弱华法林的效果，导致出血或抗凝效果不佳。

影响华法林效果的食物主要是含维生素 K 的蔬菜、影响其代谢的水果，如葡萄柚；另外有些植物含有香豆素，具有抗凝、抗血小板的作用，可以使华法林效用增强。

（1）可以减弱华法林抗凝作用的食物：最有可能减弱华法林抗凝作用的是绿叶蔬菜类（菠菜、圆白菜、生菜等），大量食用鳄梨；很有可能减弱华法林抗凝作用的是芦笋、豆奶、豆油、黄瓜、西蓝花、胡萝卜；有可能减弱华法林抗凝作用的是紫菜、绿藻、绿茶、动物肝脏、蛋类；奶类、肉和鱼基本没有影响。

（2）可以增强华法林抗凝作用的食物：柚子类、丹参、银杏、人参和甘草等。

因此，口服华法林进行抗凝治疗时，不是说不能吃这些食物，而是应尽量保持饮食结构的平衡，不要盲目地改变饮食结构和添加营养品，同时要定期监测凝血酶。

289　服用华法林时如何留意出血并发症

华法林能够明确预防心房颤动患者中风，但如果使用过量也会带来出血的问题。一般的小出血，问题不大，甚至不用停药，但如果遇到脑出血、胃出血等情况，则不得不停止服药，有时还会带来生命危险，所以患者平时也需要留意身体的变化，提早发现出血前兆。患者平时要特别注意的情况有以下几个方面：

（1）注意大便颜色，如果大便颜色变黑就需要警惕是否存在胃出血等消化道出血情况；（2）注意全身皮肤是否出现非外伤性淤青斑；（3）注意小便颜色，颜色是否变红或直接尿血；（4）咳嗽伴血痰或咯血；（5）女性如果还未绝经，月经量较平时明显增多；（6）头晕头痛，尤其是伴有四肢活动障碍、麻木或口齿不清时，就要高度怀疑脑出血，需要赶紧停药到医院急诊就诊。

在出现上述情况时，可至医院门诊化验凝血谱确定华法林是否疗效超标，请专科医生评估药物使用情况。

290　新型口服抗凝药的优势和劣势有哪些 ❓

新型口服抗凝药物较华法林的优势有：不需要定期监测凝血谱，颅脑大出血发生风险相对较小。

目前主要的劣势是价格较华法林贵，而且很多地区还未进入医保目录，使用有很多限制；另一个小劣势则是，如果使用时出现出血，则不能方便地拿到拮抗止血的药物，因为华法林过量时可以使用维生素 K_1 针来拮抗体内浓度，而新型口服抗凝药的拮抗药物国内只有个别大中心有极少量的备货。

291　能不能用阿司匹林片来预防心房颤动引起的中风 ❓

阿司匹林片是一种经典的老药，很多人都听说过它可以预防中风，那它能预防心房颤动引起的中风吗？答案是否定的。它能预防的是脑部动脉血管本身病变引发的中风，但它不能减少心房颤动所形成的左房血栓，也不能预防血栓脱落引起的中风。心房颤动患者单纯用阿司匹林来预防中风是不现实的。

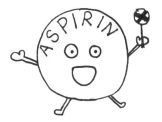

我们阿司匹林片是不能用于预防心房颤动所引起的中风的哦！

292 心房颤动患者需要长时间吃抗凝药吗？

心房颤动会使患者的中风风险较正常人升高 2 ～ 7 倍，只要是心房颤动还在发作，这个风险就一直存在，所以这个服药过程是持续终身的。但是不同的患者心房颤动的中风风险是不同的，目前国际上主要通过 CHA2DS2-VASc 评分来评估患者的中风风险，如果评分 ≥ 2 分（男性）或 ≥ 3 分（女性），则表示中风风险高危，需要启动终身抗凝治疗。具体情况如下：

	危险因素	评分
C	充血性心力衰竭	1
H	高血压	1
A	年龄 ≥ 75 岁	2
D	糖尿病	1
S	卒中 /TIA/ 栓塞史	2
V	血管病史	1
A	年龄 65 ～ 74 岁	1
Sc	性别（女性）	1
		最高评分 9

293 使用导管消融术治疗心房颤动安全吗？

目前射频消融手术已非常成熟，总的并发症发生率在 4% 左右，严重致残或影响生命的并发症发生率在 0.05% ～ 0.3%。我们不能因为担心发生率在千分之几甚至万分之几的严重并发症而放弃这 60% ～ 90% 的手术成功率，这就好比担心外出会发生交通事故而永远躲在家里一样，还是应该正确面对。

294　导管消融术治疗心房颤动会出现哪些并发症 ？

按照并发症发生率高低来列举，主要有血管穿刺并发症、心包填塞、心脏损伤综合征、脑栓塞、肺静脉狭窄、膈肌麻痹、左房食道瘘等。

一般来说最为常见的是血管穿刺并发症，发生率在 1.5% ～ 2.5%，导管消融就是通过穿刺外周血管将治疗的导管放置到心脏，所以对血管是有一定损伤的，因此会出现相关并发症，但这些并发症经过合理的处理一般不会留下后遗症。

心包填塞也是相对常见的并发症，发生率在 1% 左右，主要是因为有些心脏的部位相对比较薄弱，导管消融或放置的过程中会引起心脏穿孔或心脏表面的血管受损伤引起出血，大多数患者可以通过心包穿刺引流来治疗，只有极个别患者需要外科修补穿孔。

心脏损伤综合征主要是指术后出现的发热、心包积液、胸腔积液等症状，大多是自限性的，经过药物治疗可以痊愈。

脑栓塞、肺静脉狭窄、膈肌麻痹、左房食道瘘的发生率非常低，但相对会引起较严重的后果，甚至危及生命，所以医生会时刻注意预防这类并发症的出现，也通过不断改进手术方法和升级器械来减少并发症，甚至杜绝这类并发症。

295　心房颤动手术会留下后遗症吗 ？

心房颤动手术是一个微创手术，进行顺利的手术不会留任何后遗症，除非出现手术相关并发症，而如前所述会出现后遗症的并发症的发生率是极低的，所以心房颤动的手术很少会留下后遗症。

296 心房颤动患者为什么要做食管超声检查 ❓

心房颤动患者容易在左心房及左心耳内形成血栓（通俗地讲就是血块），而这些血栓掉落至脑血管就会引发中风。心房颤动射频消融术主要是在左心房内进行，如果左心房、左心耳内存在血栓，手术过程中或手术后血栓很可能会脱落，所以要在术前通过食道超声，检查左心房及左心耳是否有血栓，但食道心超也会遗漏难以发现的微小血栓，所以一般会配合药物抗凝来尽可能减少血栓。

297 心房颤动术前需要停药吗 ❓

做心房颤动的手术时会使用一定的麻醉药物，所以需要患者术前禁食6～8小时，但有些药物如抗凝药物，一般在大多数医疗中心是不停用的，而一些漏服不会对机体造成重大损害的药物可以选择停用，具体还是需要临床医生来定夺。

298 心房颤动术后要注意哪些事 ❓

心房颤动的手术做完之后，需要注意的有以下几点：

（1）腿上穿刺的伤口需要一周左右的时间才能完全愈合，所以需要避免穿刺侧下肢负重、竞速行走或跑步，也要避免用手触摸穿刺口，以免引起感染。

（2）心房颤动治疗重要的一点是生活方式管理，主要在于戒酒、减肥、关注夜间呼吸睡眠暂停（打鼾）的情况。

（3）饮食上需要温凉软食1～1.5个月，避免刺激、辛辣、粗糙带渣的食物，小心鱼刺及动物骨头，并且服用护胃药物至少1个半月，主要是为了预防最危险的心房食道瘘这一手术并发症，有持续高热、肢体偏瘫、进食后胸前区疼痛或胸闷等症状的患者需要及时来院就诊，排除这一并发症。

（4）心房颤动术后 3 个月内病灶还没有完全稳定，所以有一部分患者还会出现心房颤动或其他心律失常现象，需要及时至手术医院进行相应的治疗。

（5）手术治疗只是心房颤动治疗的一部分，需要将心房颤动作为慢性疾病管理，定期至房颤门诊复查，根据医生的诊断坚持服用相关药物。

299 心房颤动通过手术治疗能根治吗？

心房颤动通过手术能不能根治，需要看患者心房颤动的发作是属于什么机制，有一部分患者的心房颤动可以得到根治。

对于大多数心房颤动患者来说，心房颤动是难以被完全治愈的，这是因为心房颤动本身会随着年龄的增大而发生，而年龄这个因素是我们任何人都无法改变的，目前的手术也只是尽量减少或延迟心房颤动的发作。从目前的研究情况来看，手术治疗的效果要优于药物治疗，尤其是在改善生活质量方面。

300 如何预防心房颤动的复发？

心房颤动是一个老年性疾病，至少年龄的增长是无法避免的，所以目前的医疗条件还不能完全预防心房颤动的复发，但现有的研究表明，采取相应的措施可减少心房颤动发作的次数，预防措施主要有以下几个：首先很重要的一点，就是从心房颤动发生的常见病因着手，如管理好"三高"、治疗夜间睡眠呼吸暂停综合征、治疗甲状腺功能亢进症、治疗心脏瓣膜病、治疗心肌缺血及心脏基础疾病等；其次是配合药物治疗，减少术后心房颤动复发；最后就是调整生活方式，要特别强调一点就是需要戒酒，饮酒在心房颤动的病因中已经很明确，所以如果做了手术还饮酒，是对自己极不负责的行为；另外就是要控制体重，肥胖和心房颤动的发作有一定关系。

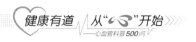

301 心房颤动患者在饮食上应该注意哪些问题 ❓

心房颤动本身对饮食并没有特殊要求，但从病因及并发症方面考虑，注意以下几点，将能够帮助心房颤动患者有效地控制病情和辅助治疗。

（1）饮食之中宜多吃些富含蛋白质和维生素类的食物，包括瘦肉、蛋、奶类等；多进食新鲜的水果和蔬菜，包括卷心菜、西红柿、柑橘、苹果、香蕉等；避免高糖、高盐、高脂饮食。

（2）养成不抽烟、不喝酒的好习惯，少饮用咖啡、浓茶等刺激性的饮品。

（3）不吃或少吃辛辣的食物，如咖喱、辣椒、葱、蒜等。

（4）如心房颤动患者在服用华法林片，则需要考虑食物对华法林疗效的影响。

302 心房颤动患者可以喝咖啡或喝茶吗 ❓

咖啡或者茶会调节人体的神经，使人兴奋。在心律失常，包括心房颤动患者中，咖啡或者茶会导致一部分患者心律失常发生的次数增多，所以应尽量避免饮用。

303 心房颤动会遗传吗 ❓

心房颤动不是严格意义上的遗传病，对大范围人群研究后显示，父母患有心房颤动，其后代心房颤动发病风险增加 1.87 倍，所以大概率不容易遗传给下一代。但是确确实实有很小一部分患者的心房颤动有明确的遗传效应，这个是已经被科学研究证明的，这些患者往往发病年龄较轻，没有心房颤动发作的相关危险因素，但具体哪些基因突变或遗传一定会引起心房颤动，目前还在研究中。

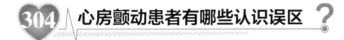

304 心房颤动患者有哪些认识误区

（1）第一个误区，在临床上，有一些心房颤动患者认为没症状就不需要治疗。其实心房颤动无论有症状还是没症状，引发脑中风的概率是一样的。

（2）第二个误区，在心房颤动的治疗当中过于迷信药物。能不能吃药？药能不能治好？其实药物只能控制最多50%的患者不发作心房颤动，而且长期服用需要面对较多的副作用。所以在有机会行手术治疗的时候，尽早选择手术，既可以提高手术成功率，还能减少药物的服用时间。

（3）第三个误区，谈到"手术"，经常有人理解为要把心脏剖开，其实这是一个微创手术，几乎不留手术瘢痕，手术风险相比外科手术低得多，目前手术方式也是相当成熟。

（4）第四个误区，很多老百姓包括很多非专科医生认为阿司匹林这个药可以防止心房颤动所导致的中风。这是错误的。其实目前有依据的抗凝药物主要是华法林和新型口服抗凝剂。

305 什么是左心耳封堵术

左心耳封堵器通过封堵左心耳来预防心房颤动发作时在左心耳内血栓的形成，从而降低心房颤动患者由血栓栓塞引发长期残疾或死亡的风险。同时，左心耳封堵治疗可消除患者对长期口服抗凝治疗的依赖性，为患者提供治疗新选择。

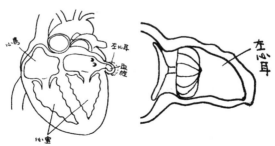

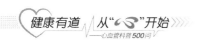

306 左心耳封堵术的适应证有哪些？

针对非瓣膜病心房颤动患者，具体适应证有以下几种。（1）不能耐受华法林或者新型口服抗凝药的患者。这类患者CHA2DS2-VASc评分超过2分，是卒中的高危人群，但服用华法林或者新型口服抗凝药后反复出现出血并发症，不能耐受长期抗凝治疗，可以考虑左心耳封堵治疗；（2）不愿意长期服用抗凝药患者。CHA2DS2-VASc评分超过2分，需要长期口服抗凝药物治疗，但患者不愿意长期服用抗凝药物的患者；（3）有过脑出血病史。既往明确有脑出血病史，CHA2DS2-VASc评分超过2分且发生过至少一次缺血性脑卒中的患者，该类患者左心耳封堵治疗可以作为首选治疗。

307 左心耳封堵术安全吗？

左心耳封堵术由欧美国家率先开展，目前已做了几万例，并且在患者术后随访中，时间最长的已经有15年了，效果显著，目前国内已开展了几千例。该手术创伤小，风险小，手术的成功率在98.5%左右，是一个相对安全的手术。

308 左心耳封堵术要做多久？

手术时间一般1～2小时，手术后第二天或第三天就可以出院。手术采用全麻，开刀的创口很小，患者痛苦小，术后要注意饮食清淡，避免吃辛辣刺激性的或油腻的食物，多吃蔬菜水果，保持心情愉快。

309 左心耳封堵术是怎样做的？

左心耳封堵术具体的做法是经皮股静脉穿刺，通过房间隔，将封堵器放置在左心耳开口部位，隔离左心房与左心耳的内腔，预防左心耳血栓脱落引起的中风。

310 左心耳封堵术后并发症有哪些

左心耳封堵术后的并发症包括：（1）心包积液与心脏填塞；（2）残余漏；（3）空气栓塞和血栓栓塞；（4）封堵器移位或脱落；（5）器械相关血栓形成；（6）血管损伤。

311 左心耳封堵术可以预防脑梗死吗

心房颤动是常见病和多发病，该病易导致患者心脏左心耳部形成血栓，血栓脱落常常引起脑梗死，具有极高的致残致死风险。采用新型左心耳封堵技术，可以预防左心耳血栓形成和脱落，极大地降低脑梗死风险，尤其是降低大面积脑梗死的风险。

312 左心耳封堵术需要多少钱

左心耳封堵手术费用各地区、各医院价格不同，费用为 7 万元到 8 万元。

313 左心耳封堵术后还需要口服抗凝药吗

左心耳封堵术后 45 天内要给患者服用利伐沙班或者华法林，如果合并高出血风险无法口服抗凝药物或经皮冠状动脉介入治疗（PCI）术后可直接给予阿司匹林联合氯吡格雷双联抗血小板治疗；45 天后行食管超声检查（TEE），若封堵良好，停用利伐沙班或者华法林，换为阿司匹林联合氯吡格雷双联抗血小板

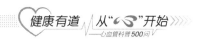

治疗；原先给予双联抗血小板治疗的患者则无须调整药物。术后 6 个月继续行 TEE 检查，封堵良好者可只用阿司匹林 1 年。

心动过缓

314 什么叫心动过缓？

心动过缓是心律失常的一个重要类型。正常成人的心率是 60 次 / 分钟～100 次 / 分钟，低于 60 次 / 分钟称为心动过缓。临床上可分为窦性心动过缓、窦性停搏、窦房阻滞、房室传导阻滞四类。

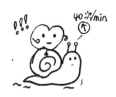
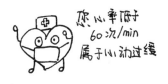

315 什么叫窦性停搏？

窦性停搏又称窦性静止、窦性间歇、窦性暂停等，是指窦房结这个"司令部"在本应该有规律地发号施令的时候偷懒，一次或多次不发命令，使心脏不能有规律地跳动的情况。大多数时候是因为炎症、缺血、损伤、退行性变等因素损伤了窦房结的自律细胞，造成窦性停搏。青年人多由强烈的迷走神经反射所致，常在咽部受刺激，气管插管，按压颈动脉窦或眼球，应用洋地黄、硫酸奎尼丁等药物时出现。

频发的窦性停搏是一种严重的心律失常，是窦房结功能衰竭的表现，必须查清病因给予治疗，常需安装心脏起搏器。

316　什么叫窦性心动过缓 ❓

　　窦性心律慢于 60 次 / 分钟称为窦性心动过缓。很多窦性心动过缓是生理性的，只要不出现供血不足的症状，一般不需要特别处理，只需要定期监测心跳快慢，一旦出现症状或病情加重，就需要植入心脏起搏器等治疗。

317　什么叫慢 - 快综合征 ❓

　　慢 - 快综合征是指在长期心动过缓的基础上，阵发性地或持续性地出现各种类型的心动过速的现象，这个时候不能用药物来治疗心动过速，因为治疗的药物都是可以减慢心率的，一旦心动过速终止，药物会使原本的心动过缓变得更加缓慢，就会引发相应的症状，所以这个时候需要植入心脏起搏器以保证基础的心率不会过慢，就可以放心地使用药物治疗心动过速的发作。

318　什么叫快 - 慢综合征 ❓

　　快 - 慢综合征则和慢 - 快综合征相反，患者基础的心跳大多是正常的，是心动过速发作时间过长抑制了窦房结这个"司令部"的功能，当心动过速停止时，"司令部"不能正常地发布命令，要等心脏停止跳动一段时间后，再恢复正常发放命令。特点是只要心动过速不发作，一般不会出现心动过缓，主要的治疗也是针对心动过速，这类现象在心房颤动患者中常见。

319　引起心动过缓的原因有哪些 ❓

　　（1）全身性疾病。流行性感冒、伤寒、甲状腺机能减退、白喉恢复期、阻塞性黄疸、颅内压增高、某些感染（如钩端螺旋体病）、传染性单核细胞增多症、垂体功能减低、高血钾、碱中毒、食管憩室、抑郁症都可引起窦性心动过缓。

（2）药物性。一些药物像 β－受体阻滞剂、利多卡因、胍乙啶、吗啡、洋地黄、奎尼丁、新斯的明、麻醉药等可引起窦性心动过缓。

（3）心脏血管性疾病。急性心肌梗死，心肌炎、心内膜炎、心包炎侵及窦房结，慢性缺血性心脏病，窦房结炎症，窦房结动脉的血栓、扩张、炎症，某些心肌病（如淀粉样变性），法洛四联症或大血管错位术后，微生物累及心脏，出血进入窦房结，家族性窦性心动过缓，累及心脏抑制中枢或加速中枢的中枢神经系统疾病等均可导致心动过缓的发生。

（4）生理性。一般是指窦性心动过缓，有部分心动过缓会出现在体力劳动过多的人或运动员身上，也可能出现在深度睡眠的状态下。

320 心动过缓有哪些症状？

心动过缓是心律失常的一个重要类型。有些患者平时的基础心率偏慢，在50～60次／分钟左右，甚至低于50次／分钟，平时有头晕、乏力、倦怠、精神差的症状。有些患者平时心率表现为正常，但心动过缓会突然出现，心率下降到每分钟40次以下，可出现头晕、一过性黑蒙、乏力、心悸、胸闷、气短等症状，有时心前区有冲击感，严重者可发生晕厥。还有些患者以头晕、乏力、晕厥的症状就诊，检查时却发现心脏间或出现长时间的停搏。

321 心动过缓的危害有哪些？

心率超过100次／分钟称为心动过速，低于60次／分钟称为心动过缓。心动过速常常能够引起人们的重视，而心动过缓却往往被人们忽视，特别是中青年。不少人说心跳慢说明身体好，当然如果他精力充沛，这是经常锻炼的结果，是正常的，但是有些人经常萎靡不振，这就要引起特别重视了。病态的心动过缓如果不及时进行纠正，病情可能进一步发展，轻则影响正常生活，重则危及生命。正常成人的心率在 60 ～ 100 次 / 分钟。长期体育锻炼的人、运动员或重体力劳动者，虽然心率只有 50 ～ 60 次 / 分钟，但精力充沛，无任何不适，不属于病态，这种情况多为生理性窦性心动过缓，是正常现象，不会影响健康。此外，健康的成人睡眠期间的心率也可在 50 ～ 60 次 / 分钟。心动过缓是心律失常的一个重要类型，引起心动过缓的最常见的原因是病理性窦性心动过缓、窦性停搏、窦房阻滞、房室传导阻滞。病理性窦性心动过缓的表现是有不适症状的心跳慢，病因多为病态窦房结综合征、急性心肌梗死、甲状腺机能低下、颅内压增高或使用了有减慢心率作用的药物（如美托洛尔、洋地黄类药物、利血平等）。窦性停搏、窦房阻滞、房室传导阻滞的表现是有较长时间的停搏，引起这种情况的病因有病态窦房结综合征、传导系统退行性改变、先天性房室传导阻滞、心肌炎、心肌梗死等。停搏时间超过 2 秒是非常危险的，可引起恶性心律失常，导致猝死。对于有症状的心动过缓患者，当该病影响患者的生活质量，或心跳停搏在 2 秒以上，或伴有一过性黑蒙、晕厥时应进行积极的治疗。在心动过缓急性发作时，除针对原发病进行治疗、停用可减慢心率的药物外，可以使用阿托品、异丙肾上腺素提高心率。对于心率在 50 次 / 分钟或者更慢的患者，药物提高心率效果不明显，尤其是伴有反复晕厥或晕厥前兆的患者，应置入临时心脏起搏器。在积极纠正可逆转的原发病因并排除了药物的影响后，如果患者的心动过缓症状不能逆转，则需要植入永久性心脏起搏器，以挽救生命。

322 该如何检查出心动过缓

一般通过普通心电图检查或 24 小时心电图检查可以确诊。但有些心动过缓是间歇出现的，甚至会很长时间才发作一次，所以有时也需要长程的植入式事件记录仪才能明确诊断。

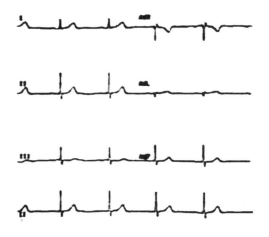

③②③ 心动过缓的治疗原则有哪些 ❓

心动过缓的治疗原则:(1)心率不低于 50 次 / 分钟,无症状者,无须治疗。(2)心率低于 50 次 / 分钟,且出现症状者可用提高心率的药物(如阿托品、麻黄素或异丙肾上腺素),或可考虑安装心脏起搏器。(3)显著窦性心动过缓伴窦性停搏且出现晕厥者应安装心脏起搏器。(4)治疗原发病。(5)对症、支持治疗。

③②④ 心动过缓的预后怎么样 ❓

一般窦性心动过缓的预后与心率快慢及基础心脏状态有关。如心率 50 ～ 60 次 / 分钟,血流动力学改变不大,且无严重的器质性心脏病,则其无明显症状,预后良好;如心率慢且有严重的器质性心脏病,心脏每搏排血量不能代偿性增大,则每分钟的排出量减少,冠状动脉、脑及肾血流量减少,就会出现气短、心前区疼痛、头晕等症状,严重时会出现晕厥,这种情况多见于急性下壁心肌梗死、心脏功能低下等,预后较差。若心率低于 40 次 / 分钟,心排血量明显减少，则预后不良。

窦性停搏一般预后较差，除非能解除原发性病因，不然一般不会自行恢复，只会不断加重，大多数是需要植入心脏起搏器治疗的。

325 心动过缓时日常需注意的事项有哪些

（1）注意休息，避免喜怒忧思等精神刺激，轻者可做适当活动，有严重晕厥发生者（没有心脏起搏器植入）需卧床静养，室内光线一般不宜过强。

（2）保持环境清静，禁止喧哗、吵闹，尤其对严重心律失常的患者更应注意。嘈杂声音的刺激会加重病情。

（3）宜食用高热量、高维生素且易消化的食物，避免食用过硬不易消化及刺激性的食物。吸烟饮酒是引起心律失常的重要诱发因素，应戒烟限酒。

（4）患者的衣服不要太紧，尤其呼吸困难时，应将纽扣松开。喘息不能平卧者，应用被褥垫高背部或采用半卧位。

（5）有水肿者，饮食宜低盐或无盐，控制摄入水量，记录出入量，测腹围，隔日测体重；心功能不全者，输液速度不宜快，以免加重心脏负担。

326 锻炼可以治愈心动过缓吗

如心率不低于 50 次／分钟，没有症状，则以观察为主，如心率低于 40 次／分钟时常可引起心绞痛、心功能不全或晕厥等，需要药物治疗，严重者要安装心脏起搏器来加快心率。仅锻炼是不够的，还需要积极治疗。

327 如何预防心动过缓

心动过缓很多情况下反映了心脏功能的正常衰退，没有特别的办法来预防，目前也没有办法预知哪些患者年纪大后容易出现心动过缓。而继发于疾病的心动过缓则需要依靠积极防治原发病来预防。平时心跳偏慢的患者要避免使用减慢心率的药物。生活方式规律是最重要的，没有特殊需要注意的，除非是引发心动过缓的原发病需要注意的情况。

328 心动过缓可以用药物治疗吗 ❓

前面说到一般的窦性心动过缓是不需要药物治疗的，但是如果是严重的窦性心动过缓或者窦性停搏等，出现供血不良的症状了，一般情况下建议植入心脏起搏器，因为到目前为止还没有适合长期服用且具有针对性的药物来治疗心动过缓。如果真是出于各种原因不能安装起搏器，那么西药方面可以使用氨茶碱类等提高心率，或者使用中成药，如参松养心胶囊等，但疗效不确切。

传导阻滞

329 什么叫传导阻滞 ❓

心脏传导阻滞是指冲动在心脏传导系统任何部位的传导发生减慢或阻滞。如发生在窦房结与心房之间，称窦房传导阻滞；如发生在心房与心室之间，称房室传导阻滞；位于心房内，称房内阻滞；位于心室内，称室内阻滞。

330 引起传导阻滞的原因有哪些 ❓

引起传导阻滞的原因有：（1）局部性或弥漫性急性心肌炎性病变，如急性风湿性、细菌性、病毒性及某些原因不明的心肌炎。多为暂时性，少数可持久，表现为房室传导阻滞。（2）急性心肌缺血或坏死性病变，这是中年以上人群最主要的病因，冠状动脉粥样硬化性心脏病常引起持久的传导阻滞，出现心肌梗死特别为下壁梗死时，并发传导阻滞，多为暂时性。（3）迷走神经张力过高，反射性迷走神经兴奋，如颈动脉窦过敏、压迫眼球、舌咽反射，可引起暂时性的房室传导阻滞。胸部或颈部肿瘤可刺激迷走神经引起房室传导阻滞。（4）药物引起房室传导阻滞。抗心律失常药物，多数停药后，房室传导阻滞消失。（5）各种器质性心脏病引起房室传导阻滞，如冠状动脉粥样硬化性心脏病、风湿性心脏病及心肌病。（6）高血压病、高血钾、尿毒症等也可引起房室传导阻滞。（7）特发性的传导系统纤维化、退行性变等也是引起房室传导阻滞的原因之一。（8）外伤，如心脏外科手术时误伤或波及房室传导组织都可引起房室传导阻滞。

331 什么叫窦房阻滞 ❓

　　窦房阻滞又叫窦房传导阻滞，对于普通患者甚至非心血管专业的医生来说是比较难理解的概念，通俗地说，窦房结这个"司令部"的功能还是正常的，而本来它发放的命令需要通过"电报"发送至心房这个"部门"，但这个"电报"系统出现问题，导致电报不能成功指导"部门"工作，从而导致心脏停止本应该有的跳动。产生的原因和后果其实与窦性停搏差不多。

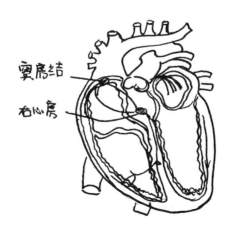

332 什么叫房室传导阻滞❓

心脏电激动传导过程中，发生在心房和心室之间的电激动传导异常，可导致心律失常，使心脏不能正常收缩和泵血，这称为房室传导阻滞。通俗地说，心房这个"部门"接到窦房结这个"司令部"的命令后，需要再将命令通过另一套"电报"系统传给心室这个"下级部门"，而这套"电报"系统出了故障就产生了房室传导阻滞这个问题。

333 房室传导阻滞分为几度❓

按照传导阻滞的严重程度，通常可将其分为三度。一度传导阻滞的传导时间延长，全部冲动仍能传导。二度传导阻滞，分为两型，即莫氏Ⅰ型和Ⅱ型。Ⅰ型阻滞表现为传导时间进行性延长，直至一次冲动不能传导；Ⅱ型阻滞表现为间歇出现的传导阻滞。三度又称完全性传导阻滞，此时全部冲动不能被传导。

334 房室传导阻滞的治疗原则有哪些❓

应针对不同的病因进行治疗。

一度房室阻滞与二度Ⅰ型房室阻滞心室率不太慢者，无须特殊治疗，只需要避免使用减慢心脏传导的药物。

二度Ⅱ型与三度房室阻滞患者如有心室率显著缓慢，伴有明显症状或血流动力学障碍，甚至晕厥，应给予心脏起搏器植入治疗。

药物治疗一般只是起到过渡作用，如植入心脏起搏器前临时提升心率。

335 什么叫室内传导阻滞 ❓

室内传导阻滞是指心室这个"下级部门"内部在传递命令上存在问题。因为我们知道人的心室分为左心室和右心室，所以需要把命令通过两条"线路"（左束支和右束支）分别送到左右心室，这两条"线路"出现问题就会出现室内传导阻滞现象。室内传导阻滞一般分为左、右束支传导阻滞及左前分支、左后分支传导阻滞。

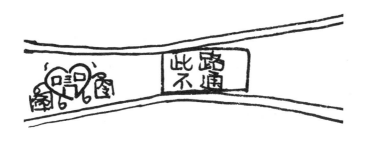

336 室内传导阻滞的治疗原则有哪些 ❓

在治疗上也主要是病因治疗，并避免使用可能加重传导阻滞的药物。当阻滞严重影响房室传导功能，出现心脏功能恶化或相应临床症状时，可采用心脏起搏器或心脏同步化起搏器治疗。

337 传导阻滞可以用药物治疗吗 ❓

传导阻滞没有针对性的可以长期使用的药物，药物治疗也是安装起搏器前的临时过渡治疗，或者考虑传导阻滞是临时出现，是可逆的情况下临时改善传导，在等到心脏传导恢复时就可以停用药物。

338 传导阻滞的日常注意事项有哪些 ❓

传导阻滞的日常注意事项，和心动过缓是相同的，而引发传导阻滞最常见的原因是冠状动脉粥样硬化性心脏病，所以冠状动脉粥样硬化性心脏病的日常注意事项也适用于传导阻滞的患者。

339 传导阻滞的预后怎么样 ❓

传导阻滞中临床关注较多的是房室传导阻滞，房室传导阻滞从一度到三度，阻滞的程度是逐渐加重的，但是对于临床预后来说，可能并不如此，总体来说一度和二度Ⅰ型临床预后相对较好，而二度Ⅱ型和三度房室传导阻滞预后相对较差，但也不是绝对的。因为有时一度可以直接发展成三度，甚至心脏直接停搏而死亡，但相对发生是很少的，患者不必过分担心，只需要定期复查心电图。

窦房阻滞的预后与窦性停搏差不多，除非是生理性的或者继发于其他情况的，一般都是不可逆的，最后大多需要植入心脏起搏器治疗。

室内传导阻滞的预后则需要结合具体的疾病分析。总体上右束支传导阻滞对心脏功能的影响较小，预后良好；左束支传导阻滞对心脏功能影响相对较大，有可能引起心脏扩大，造成心脏功能不全；但患者如果左右两边的束支都出现问题，则造成的结果就和三度房室传导阻滞一样了，甚至更严重，就需要植入心脏起搏器治疗；而左束支又分为左前分支和左后分支，左前分支较左后分支容易出现传导阻滞，我们经常会遇到右束支传导阻滞合并左前分支传导阻滞，这时只剩下左后分支在传递命令，如果左后分支也出现问题同样命令也不能传到心肌，心脏也面临停跳的风险，所以存在这种情况的患者就需要特别小心，加强随访，或者有条件的可以提前预防性植入心脏起搏器。

心脏射频消融术

340 什么是心脏射频消融术 ❓

心脏射频消融术是通过外周静脉或动脉血管将细小的射频电极导管送入心脏内特定的病灶部位，释放射频电流，并使之与局部心肌组织发生电热反应，使病灶部位心肌凝固性坏死，是一种以治疗疾病为目的的微创介入治疗方法。心脏射频消融术是治疗快速性心律失常常用的方法，以其效果好、创伤小的优点广泛应用于临床。

341 心脏射频消融术的适应证有哪些 ❓

心脏射频消融术主要是针对快速性心律失常或者是心脏早搏异位节律等疾病。主要包括以下几种疾病：

（1）房室结折返性心动过速；

（2）房室折返性心动过速；

（3）典型心房扑动；

（4）房性心动过速；

（5）心房颤动；

（6）室性心脏早搏；

（7）室性心动过速。

342 心脏射频消融术的成功率有多高 ❓

房室结折返性心动过速、房室折返性心动过速等心律失常一次射频消融成功率可以达到 98% 以上，而房速、心房扑动、室早、特发性室性心动过速等复杂心律失常消融成功率一般可以达到 90% 以上，目前心房颤动的消融成功率，阵发性心房颤动达到 80% ～ 90%，持续性和慢性心房颤动也可达到 60% ～ 70%，再次消融成功率将进一步提高。

343 心脏射频消融术有什么优势 ❓

心脏射频消融术的优势主要是对比药物治疗和外科手术治疗而言的。一般来说药物治疗不能根治心律失常，有时反而会诱发其他类型的心律失常，还有药物会产生副作用，而心脏射频消融术可以根治很多类型的心律失常；对比外科手术治疗，心脏射频消融术是微创手术，患者创伤小，术后恢复快，住院周期短。

344 心脏射频消融术的费用是多少 ❓

目前手术相关器械都是一次性的，所以射频消融术的总体费用较高，而具体手术费用主要和心律失常的类型相关。如果是普通阵发性室上性心动过速的射频消融通常在 2 ～ 3 万元，如果是室性心动过速或室早的射频消融通常在 4 ～ 5 万元，如果是心房颤动的射频消融通常在 7 万元左右。另外，因为疾病的复杂程度不一样而使用器械有多有少，所以费用会有所浮动。

345 心脏射频消融术是小手术还是大手术 ❓

从手术创伤角度来说，心脏射频消融术是微创小手术，但是如果从并发症的严重程度看，又必须说任何涉及心脏的手术都是大手术，都需要在医生和患者充分合作及充分信任的情况下进行，只有这样才能提高手术的成功率，减少手术并发症。

346 心脏射频消融术是否需要给患者打麻药 ❓

（1）一般简单的射频消融术仅需要在穿刺部位使用麻药，若患者疼痛比较明显，会适当予以镇静止痛药物，但患者在整个手术过程中是清醒的。

（2）复杂的射频消融术有时需要在全麻下进行，会在麻醉师的配合下进行气管插管及静脉全身麻醉，此时患者处于熟睡状态。

347 患者进行心脏射频消融术时会感到疼痛吗 ❓

做射频消融术时患者的疼痛感主要来源于两种情况：一种是外周血管穿刺时，虽然使用了局部麻醉药物，但患者还是会有一定的胀痛感；另一种是消融放电时患者会在胸口感觉到闷痛，但也只是在特定的部位，大多数部位患者是感觉不到明显疼痛的，因为心脏本身是没有痛觉神经分布的。当然患者感受到疼痛的程度会因不同人的痛觉阈值不同而不同，必要时医生会给患者加用适当的镇静止痛药物。

348 术前有哪些注意事项 ❓

（1）电生理检查和射频消融术一般需要住院进行，需要常规实验室检查（包括心电图、心脏超声、血液化验等）。

（2）饮食注意事项：除了室上性心动过速手术，其他手术前 6 ～ 8 小时内最好不要进食进饮，尤其是心房颤动手术患者要严格执行。

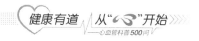

（3）告诉医生所用药物的名字和剂量，电生理检查和射频消融术前 3 ～ 5 天停用所有抗心律失常药物，抗心律失常药物可能会影响检查结果。

（4）告诉医生对药物过敏的情况。

349 术中有哪些注意事项

因为大部分心脏射频消融术是在局部麻醉下进行的，患者是清醒的，所以一定要保证身体不能移动，不能大声说话、深呼吸及咳嗽；导管在心脏中操作会因为上述的动作导致严重的后果，所以一定要听手术医生的指挥。

350 术后有哪些注意事项

（1）射频消融术后，患者须按照医嘱卧床静养，静脉穿刺处沙袋压迫 6 小时，动脉穿刺处沙袋压迫 8 ～ 12 小时，患肢制动（限制不动），注意观察是否出血；

（2）局部麻醉术后的患者，卧床期间给予易消化的温凉饮食，其中心房颤动消融术后需禁食 12 小时，而全麻术后的患者则需要根据麻醉药物的使用确定禁食时间；

（3）射频消融术后早期密切观察心率和心律情况，如有不适及时向医生汇报，必要时做心电图、心脏超声和胸片等检查；

（4）如果术后有心动过速再次发作的感觉，但经医生确定并未真正发作，不要紧张，无须特殊治疗；

（5）术后一般 1 周后可恢复正常活动；

（6）出院后如有复发，应及时就近记录心电图，并与手术医生取得联系，决定下一步治疗方案；

（7）目前一般射频消融术后可不抗凝治疗，而心房颤动消融术后一般需要服 3 个月的抗凝药物，具体视患者的心律、年龄和全身情况而定。其他辅助药物遵照医嘱服用，才能达到期望疗效。

351 做心脏射频消融术大概需要多少时间 ？

心脏射频消融术的时间根据不同类型的心律失常有明显的不同，一般普通室上性心动过速及简单的室性和房性心脏早搏手术时间在 1 小时左右，心房颤动消融术需要 1.5 ～ 2 小时，但遇到较复杂的病情时手术时间会明显延长。

352 心脏射频消融术有哪些并发症 ？

虽然是微创手术，但任何手术都会有并发症。每个患者身体结构的差异、受目前医疗手段限制，以及患者不配合手术等，使心脏射频消融术无法完全避免并发症。并发症主要包含两大类：一类是与血管穿刺相关的，包括穿刺点局部出血、血肿、感染、气胸、血栓形成、栓塞等；另一类是与导管操作相关的，包括主动脉瓣反流、心肌穿孔、心包填塞、房室传导阻滞、心肌梗死、食管损伤、心脏周围神经损伤等。

353 心脏射频消融术对心脏有伤害吗 ？

一般的心脏射频消融是针对病变部位的局部损伤，对整体心脏的功能是不会有损伤的。但有时病变部位靠近心脏比较重要的位置，有可能引发比较严重的并发症，如房室传导阻滞、束支阻滞或心脏壁破裂等。一般在危险部位消融前医生会和家属沟通是否进一步手术，如果家属不能接受并发症，可以选择停止手术，用药物治疗。

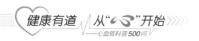
354 心脏射频消融术可能引起的后遗症有哪些 ❓

心脏射频消融术的后遗症主要还是并发症造成的，因为有些并发症会造成不可逆的结果，就导致了长期存在的后遗症，如术中导致脑中风会遗留神经功能缺失的后遗症。

355 心脏射频消融术后心律失常会复发吗 ❓

任何心律失常在手术后都有复发的可能。室上性心动过速复发率最低，一般在 2% ~ 3%，而室性心脏早搏、心房扑动、房性心动过速、特发性室性心动过速一般复发率在 10% 左右，而心房颤动患者则根据发病时间和程度的不同，阵发性心房颤动复发率在 10% ~ 20%，持续性心房颤动复发率在 20% ~ 30%，但二次手术可以降低复发率至 10% ~ 20%。

356 心脏射频消融术后怀孕对孩子有影响吗 ❓

心脏射频消融术进行时因为会使用 X 线影像作为参考来确定器械的部位及心脏的解剖形态，所以人体会接受一定剂量的 X 射线，但射线的量是非常小的，一般情况下不会对术后怀孕的胎儿造成影响；但还是建议患者在术前告知手术医生相关情况，这样医生会有针对性地尽量少使用 X 线影像，也会在生殖系统采取局部防护措施，如果病情允许可采用无射线技术进行射频消融术。

起搏器植入术

357 什么是心脏起搏器？

心脏起搏器是一种植入于体内的电子治疗仪器，通过内置的由电池供电的脉冲发生器发放电脉冲，通过连接机器的导线电极的传导，刺激电极另一端所接触的心肌，使心脏激动和收缩，从而达到消除某些心律失常所致的心脏功能障碍的目的。

1958 年第一台心脏起搏器植入人体以来，起搏器制造技术和工艺快速发展，功能日趋完善。在应用起搏器成功地治疗缓慢性心律失常、挽救了成千上万患者生命的同时，起搏器也开始应用到快速性心律失常及非心电性疾病中，如预防阵发性房性快速心律失常、颈动脉窦晕厥、双室同步治疗药物难治性充血性心力衰竭等，技术上已经非常成熟。

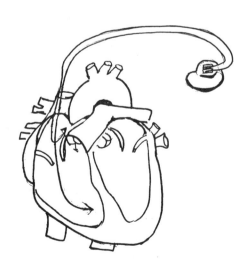

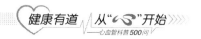
358 有哪些类型的心脏起搏器

按是否永久植入人体内可将起搏器分为临时心脏起搏器和永久心脏起搏器两种。

按功能分类可将起搏器分为单腔心脏起搏器、双腔心脏起搏器、三腔心脏起搏器（CRT，心脏再同步化起搏器）、植入型心律转复除颤起搏器（ICD）等。

359 哪些心血管病患者应该植入起搏器

要回答这个问题，就需要知道起搏器植入治疗的目的是什么，目前大致分为以下三类：

（1）改善心动过缓。①病态窦房结综合征包括窦性心动过缓、窦性停搏、窦房阻滞、慢-快综合征。这些疾病会引起患者出现相关症状。在无可替代的临床治疗方案引起心率减慢而导致症状加重的情况下，应该植入起搏器，这也是目前起搏器植入最常见的人群。②成人获得性房室传导阻滞：不可逆因素导致的二度Ⅱ型房室传导阻滞和三度房室传导阻滞患者，为无可替代的临床治疗方案引起的症状性房室传导阻滞，永久性房颤存在症状性心动过缓患者。以上类型的患者应该植入永久性起搏器。

（2）预防心源性猝死。①室颤或血流动力学不稳定的持续室速引起的心脏骤停存活者，经过仔细评估明确原因且完全排除可逆因素后；②合并自发持续室速的器质性心脏病患者，无论血流动力学是否稳定；③不明原因的晕厥患者，伴随电生理检查诱发的临床相关血流动力学不稳定的持续室速或室颤；④心肌梗死所致 LVEF（左室收缩功能）≤ 35%，且心肌梗死 40 天以上，心功能Ⅱ或Ⅲ级患者；⑤心功能Ⅱ或Ⅲ级，LVEF < 35% 的非缺血性心肌病患者；⑥心肌梗死所致 LVEF ≤ 30%，且心肌梗死 40 天以上，心功能Ⅰ级患者；⑦心肌梗死所致非

持续室速，LVEF ≤ 40% 且电生理检查诱发出室颤或持续室速。以上类型的患者应该植入心脏除颤起搏器（ICD）。

（3）改善心功能。①症状性心力衰竭患者，窦性心律，QRS ≥ 130ms，LBBB（左束支传导阻滞）QRS 形态，最佳药物治疗下 LVEF ≤ 35%；②对于 LVEF 下降的患者，包括心房颤动患者，无论纽约心功能分级如何，若其存在心室持续起搏适应证和高度房室传导阻滞的情况，就应该植入心脏再同步化治疗起搏器（CRT）。

360 心跳不慢为什么有时也要植入心脏起搏器 ?

心脏起搏器最早被发明的时候的确主要是为了改善心动过缓和传导阻滞，解决心跳慢的问题。但随着科技的进步和研究的深入，医学科研团队发现可以利用起搏器的功能解决一些药物无法解决的问题，如完全性左束支传导阻滞引发的心脏扩大导致的心脏功能不全，这个时候可以植入三腔起搏器（心脏再同步化起搏器）来纠正阻滞的左束支，使心脏收缩更加协调，达到改善心脏功能的目的。还有一种起搏器叫植入型心律转复除颤起搏器（ICD），是专门用于治疗室性心动过速或心室颤动的患者，这也是唯一一种因心跳快要装起搏器的情况，详细介绍可见参见"心动过速"章节。

361 术前有哪些注意事项 ?

（1）需要住院进行，需要做常规实验室检查（包括心电图、心脏超声、血液化验等）。

（2）饮食注意事项：一般术前饮食无影响，避免进食过饱；术前尽量排空小便。

（3）告诉医生所用药物的名字和剂量，需要停用一定的抗凝或抗血小板药物。

（4）告诉医生对药物过敏的情况。

362 术中有哪些注意事项 ❓

做植入起搏器手术时患者是清醒的，麻醉剂的使用也是局部的，所以患者有时还是能感觉到疼痛，但一定不要移动身体，用言语告知医生，医生会根据情况增加局部麻醉剂用量，同时术中患者的双手绝对不能因为疼痛而触摸手术部位，因为手术部位经严格消毒处于无菌状态。

363 术后有哪些注意事项 ❓

（1）起搏器术后一般要求平卧 24 小时，切口处会用沙袋压迫 4 ～ 6 小时。拆线出院一般会在第 7 ～ 8 天，除非有些切口缝合时采用可吸收线，就不需要拆线了。

（2）一般植入心脏起搏器后可恢复正常工作，除非受其他基础疾病限制。但刚植入心脏起搏器的第一周，植入侧的手臂不要高举过头或剧烈活动。植入后的三个月内，植入侧的手臂避免做剧烈活动。以后的生活中，避免用心脏起搏器植入侧的手臂负重。

（3）日常生活中要避免用力敲击植入部位，如果开车，也要避免安全带撞击或压迫心脏起搏器，可垫一个垫子以分散压力。

（4）洗澡一般在拆线以后就可以进行，但时间不要太长，待切口完全脱痂后就不影响洗澡，但不要用力揉搓该部位。

（5）心脏起搏器本身不受饮食的影响。

（6）性生活原则上不影响心脏起搏器。

（7）避免磁铁靠近起搏器，包括所有带磁疗的仪器。

（8）打雷原则上不会影响心脏起搏器功能。

（9）保证所有的常用电器接地，避免接触漏电的设备。

（10）如乘飞机，出示心脏起搏器卡可免除安全检查。

植入起搏器可能会发生哪些并发症

（1）起搏无效。这是最常见的并发症，主要见于导线移位，包括微脱位。心外膜起搏则主要因为局部纤维化和炎症反应所致的阈值升高。通过股静脉植入导线和心外膜临时起搏器的后期更容易发生。

（2）心律失常。室性心动过速、心室颤动时均可出现，有报道可达 20%。术中可应用抗心律失常药物，或调整导线位置。

（3）穿刺及血栓并发症。这类并发症包括气胸、血胸、皮下气肿、气栓等。静脉血栓的发生率可以高于 30%，提示留置导线期间应注意抗凝，在拔除导线时应注意血栓栓塞事件发生的可能性。

（4）导管断裂或导管在心腔内打结。

（5）心肌穿孔。常见于股静脉途径，导管质地较硬，患者心脏大，心肌薄，导管头端过分顶压或导管心内位置太高时易发生。

（6）感染。局部处理不妥或导管放置时间过长，易发生感染。应用抗生素或拔出心内导管后可控制。当然目前随着植入技术的进步及导管的改进，并发症的发生率已明显下降。

植入心脏起搏器的患者能坐飞机吗

乘飞机时，快速通过安检处不会影响起搏器，但金属探测器会探测到您体内植入的起搏器，您需提前向工作人员出示"起搏器识别卡"。

植入心脏起搏器的患者能做磁共振检查吗

一般植入起搏器后不能做磁共振检查，但现在随着起搏器技术的不断发展，抗核磁心脏起搏器植入后，患者可以行磁共振检查，但需提前到程控门诊进行

187

参数调整，并在检查结束后再次到程控门诊调整，抗核磁心脏起搏器的费用比普通起搏器高 3 万～ 4 万元。

367 植入心脏起搏器的患者能做 CT 检查吗

CT 检查对心脏起搏器一般没什么影响，随时都可以做。

368 植入心脏起搏器后是不是不用吃药了

起搏器只解决了您的心跳慢的问题。安装起搏器的患者大多数患有冠状动脉粥样硬化性心脏病、高血压等疾病。患者不要以为装了起搏器就有了保险。其实安装了起搏器的患者同样可发生心绞痛、心力衰竭、心肌梗死等，因而患者不能麻痹大意，仍需按时服用治疗冠状动脉粥样硬化性心脏病、高血压、心律失常或心力衰竭的药物。有些患者可能还要用一些抗生素，以预防切口感染。

369 植入心脏起搏器后，在饮食上需要注意些什么

植入心脏起搏器后，在饮食上需要注意：

（1）增加营养，补充蛋白质和维生素。（2）限制食盐的摄入：风湿性心脏病易发生水肿，因而必须限制食盐的摄入量，防止水肿加重，防止心脏负担增加，一般来说，风湿性心脏病患者每天食盐的摄入量在 3 ～ 5 克之间较为合适。（3）减少高脂肪饮食：高脂肪饮食摄入后不易消化，会增加心脏负担，有时还会导致心律失常，所以要少用或不用高脂肪饮食。（4）戒刺激性饮食和兴奋性药物：如辣椒、生姜、胡椒、烟、酒，大量饮浓茶，服咖啡因、苯丙胺等兴奋药对心脏也会带来负担，在风湿性心脏病患者心功能不佳时，尤当注意。（5）控制液体：一次喝大量的水、茶、汤、果汁、汽水或其他饮料时，会迅速增加血容量，

进而增加心脏负担。因此进食饮料不要太多，最好一次不超过 500 毫升。需要多喝水时，分成几次喝，每次少一点，相隔时间长一些。

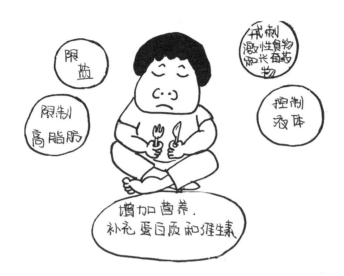

370 植入心脏起搏器后，睡觉时只能采用平卧位吗 ？

心脏起搏器植入术后前 6 ～ 8 小时需用沙袋压迫伤口，故应以平卧为主，以防伤口出血以及电极脱位,8 小时之后就可以左、右侧卧位，以患者舒适为主。次日以后睡觉习惯可与平时无异。

371 植入心脏起搏器后，在运动上要注意什么 ？

术后一周内手臂活动范围不超过肩膀高度，一周后至一月内可逐渐加大幅度，做抬臂或爬墙等运动，直到手臂可举过头顶摸到对侧耳垂，术后三个月内避免植入起搏器侧上肢剧烈活动，避免突然高举手臂和提取重物，避免做引体向上运动，多数轻体力活无特殊障碍，建议可以适当地做一些家务和正常工作，锻炼量力而行，如散步，钓鱼等。如果发现切口局部红肿及近期体温升高应立

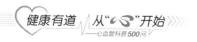

即去医院就诊。

372 植入起搏器后应该多长时间进行复查

安装起搏器后，患者需要定期回医院复查。一般在植入术后1个月或3个月时应检查一次，之后每半年到一年检查一次，以确保起搏器工作参数与患者心律相匹配，当然临近起搏器电池用完时就需要多检查，以防止电池耗竭，起搏器不能正常工作。

373 植入起搏器后应复查哪些相关指标

植入起搏器后最基本的检查是做心电图，做起搏器程控。程控中可以检查电池电量、电池阻抗、导线阻抗、心房及心室感知、起搏阈值等。如果起搏器有异常再做其他进一步检查。

374 心脏起搏器多长时间需要更换

起搏器是电池驱动的设备，故使用年限是有限的。其使用年限的长短，取决于起搏器的种类、型号、患者的个体差异以及医生设定的程序等多种因素。一般为6～8年。

375 有预防心力衰竭患者心源性猝死的心脏起搏器吗

有。研究表明，左室收缩功能障碍心力衰竭患者发生心源性猝死的风险明显增加。已有多项随机对照实验证实，植入性心脏复律除颤器（ICD）是现有治疗方法中预防心力衰竭患者心源性猝死的最佳方法。

 心脏再同步化治疗对心力衰竭的治疗效果如何

　　这种疗法的作用还是很肯定的。该起搏器向左、右心室同时发出微弱的电脉冲信号，使其同时搏动，可辅助衰竭的心脏协调收缩与舒张，进而改善心力衰竭症状，提高生活质量。

第 **5** 章

心肌病

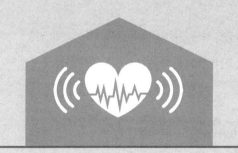

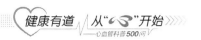

377 什么是心肌病 ❓

心肌病是指一组异质性心肌疾病，由不同病因（遗传性病因较多见）引起的心肌病变导致心肌机械和（或）心电功能障碍，常表现为心室肥厚或扩张。

378 心肌病的类型有哪些 ❓

（1）遗传性心肌病：肥厚型心肌病、右心室发育不良心肌病、左心室致密化不全等。

（2）混合性心肌病：扩张型心肌病、限制型心肌病。

（3）获得性心肌病：感染性心肌病、心动过速心肌病、围生期心肌病等。

379 什么是扩张型心肌病 ❓

扩张型心肌病（DCM）是一种原因未明的原发性心肌疾病。本病的特征为左或右心室或双侧心室扩大，并伴有心室收缩功能减退，伴或不伴充血性心力衰竭。室性或房性心律失常多见。病情呈进行性加重，死亡可发生于疾病的任何阶段。

380 扩张型心肌病的症状有哪些

扩张型心肌病是原发性心肌病中最常见的类型，30～50 岁的人最多见，男多于女，起病缓慢，可有无症状的心脏扩大，并持续许多年，或表现为各种类型的心律失常，逐渐发展，出现心力衰竭。

381 什么是肥厚型心肌病

肥厚型心肌病（HCM）是一种原因不明的心肌疾病，特征为心室壁呈不对称性肥厚，常侵及室间隔，使心室内腔变小，左心室血液充盈受阻，左心室舒张期顺应性下降。根据左心室流出道有无梗阻分为梗阻性肥厚型心肌病和非梗阻性肥厚型心肌病。肥厚型心肌病可能与遗传等有关。

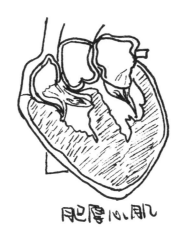

肥厚心肌

382 肥厚型心肌病的症状有哪些

肥厚型心肌病患者一般没有自觉症状，多是因为猝死或在体检中被发现，多数患者可能有劳力性的呼吸困难、心悸、胸痛，但有流出道梗阻的患者，可在起立或者运动的时候出现晕厥，甚至神志丧失。

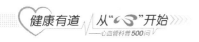

383 心肌病与遗传因素有关吗 ?

部分与遗传因素有关。25% ～ 50% 的糖尿病性心肌病病例有基因突变或家族遗传背景，遗传方式主要为常染色体显性遗传。肥厚型心肌病为常染色体显性遗传，具有遗传异质性，其最常见的基因突变为 β 肌球蛋白重链及肌球蛋白结合蛋白 C 的编码基因。

384 心肌病会造成哪些严重的危害 ?

心肌病带来的最大危害是心力衰竭。心力衰竭在临床中会有很多表现，例如胸闷、心慌气短、躺不平、呼吸困难及水肿等。除此以外还有各种各样的心律失常，尤其是恶性心律失常。恶性心律失常带来的危害很严重，比如晕厥、猝死等，不仅影响工作，还可能丧失劳动力，导致生活不能自理甚至危及生命。

385 哪些人是心肌病的高危人群 ?

（1）有家族性的原发性心肌病病史，后代就属于高危人群，很容易出现原发性心肌病。

（2）有一些危险因素，比如肥胖、心肌梗死病史，有可能导致心脏、心肌细胞变得肥大，使心脏扩大形成类似扩张型心肌病的改变。

（3）长期酗酒，每天都酗酒，酒精的摄入量很多，这种情况持续十年以上就有可能会导致酒精侵害心肌细胞，引起心肌细胞水肿、变性、坏死，引发酒精性心肌病。

（4）患有结缔组织疾病，或者免疫变态反应疾病，这些疾病也有可能会侵犯心肌，导致心肌病。

386 为什么不同人群的心肌病还都不太一样呢 ❓

不同人群存在年龄、性别等方面的差异，老年人的心肌病构成比跟年轻人的有一点不同，老年人中冠状动脉粥样硬化性心脏病患者、缺血性心肌病患者较多。

随着社会的老龄化程度加深，80、90 岁以上的老年人多了，这一类人经常会发生老年性的瓣膜病。不及时发现治疗会形成老年性的瓣膜性心肌病。酒精性心肌病在年轻人中可能相对来说是比较常见的。围生期心肌病，在年轻的、生育期的妇女中是最常见的。总体来说就是每一个年龄段的人群以及性别比不同、基础病不同，会导致各种各样的心肌病。所以不同人群的心肌病还都不太一样。

387 心肌病的症状有哪些 ❓

（1）扩张型心肌病的症状以充血性心力衰竭为主，其中以气短和水肿最为常见。最初在劳累后气短，以后在轻度活动或休息时也有气短的情况，或夜间有阵发性呼吸困难，患者常感乏力。

（2）肥厚型心肌病最常见的症状是劳力性呼吸困难（占 90%）和乏力，也可以有心悸、心前区闷痛、易疲劳、运动时晕厥、心房颤动、猝死等症状。

（3）限制型心肌病的症状为乏力、呼吸困难和运动耐力下降等，严重者还会出现水肿、端坐呼吸、肝脏肿大、少尿、腹水及消化道淤血等症状。

388 如何诊断心肌病 ❓

运用心电图、超声心动图、心导管检查、心内膜心肌活检、CT 和磁共振、放射性核素心室造影等辅助检查进行诊断。

其中对扩张型心肌病、肥厚型心肌病最有价值的诊断方法是超声心动图。①扩张型心肌病心动图示：心腔扩大，以左室扩大为著，室壁运动普遍减弱，房室瓣反流，二尖瓣、三尖瓣本身无病变。②肥厚型心肌病心动图示：心室不对称性肥厚而无心腔增大，舒张期室间隔厚度 ≥ 15mm 或与后壁之比 ≥ 1.3。③限制型心脏病心动图示：双心房扩大和心室肥厚，心肌呈磨玻璃样改变。

心电图检查，肥厚型心肌病有病理性 Q 波为其特征；扩张型心肌病病理性 Q 波少见。

389 如何治疗心肌病？

（1）扩张型心肌病：应积极寻找病因，给予相应治疗。针对心力衰竭的患者可用以下药物治疗：β 受体拮抗剂、血管紧张素转化酶抑制剂、洋地黄、利尿剂。有栓塞史者应做抗凝治疗。有大量胸腔积液者，做胸腔穿刺抽液。严重的患者可考虑植入人工心脏辅助装置或心脏移植，可以行心脏再同步治疗，对症支持治疗。

（2）肥厚型心肌病：对无症状、室间隔肥厚不明显及心电图正常者暂行观察，避免剧烈运动，特别是竞技性运动，避免情绪紧张；对症状明显者行药物治疗，首选 β 受体阻滞剂，慎用洋地黄、硝酸酯类制剂。还可采用手术治疗（室间隔切除术）、酒精室间隔消融术、起搏治疗等疗法。

（3）限制型心肌病：原发性无特殊治疗，继发性行病因治疗。

390 心肌病会诱发猝死吗？如何预防？

有些心肌病确实会诱发猝死，比如肥厚型梗阻性心肌病。对于肥厚型梗阻性心肌病，因为左室流出道明显变窄，心脏的射血能力受到明显的限制，就有可能导致循环血容量不足、血压低，有可能诱发恶性心律失常，这种情况就会导致患者猝死。

一般情况下，肥厚型梗阻性心肌病患者可以做无水酒精消融手术，一般是通过人为的干预使局部心肌坏死，这样就能够减少左室流出道梗阻，降低猝死的风险。

另外有些心肌病，比如说继发性的心肌病，尤其是缺血性心肌病也有可能会诱发猝死。如果说是因为缺血发生急性的冠状动脉事件，本身有缺血性心肌病，心脏能力比较差，那就有可能会出现室性心动过速、心室颤动从而导致猝死。对于这种情况的预防，主要是解决冠状动脉狭窄的问题，做冠状动脉支架植入或者冠状动脉搭桥手术，可以预防猝死。这些手段都是为了改善患者的供血情况，供血改善以后，心肌细胞得到了很好的供血，它的氧供好了，心肌的营养状况就好了，整体的心脏功能会得到一些改善。

391　心肌病患者需要终身用药吗 ❓

一般情况下，尤其是原发性心肌病，是需要终身用药的。原发性心肌病包括以下三种类型：扩张型心肌病、限制性心肌病、肥厚性心肌病。原发性心肌病主要跟遗传有关，为常染色体显性遗传疾病，没法从根本上治疗，只能是通过药物强心利尿扩血管来延缓疾病的发展。当然对于肥厚型梗阻性心肌病，不能应用扩张血管的药物，否则有可能会引发低血压。心肌病一般都是通过药物来规范地控制，延缓疾病的发展。

但是对于某些继发性心肌病，比如说酒精性心肌病，患者如果能够戒酒，在急性期通过营养心肌，改善代谢治疗以及预防心力衰竭、心律失常，规范治疗一段时间，往往心腔结构能够恢复正常，是可以停药的。还有围生期心肌病，在围生期心肌病急性阶段，通过一个月左右积极规范的治疗，也有可能会恢复正常，以后不需要用药。

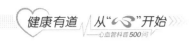
392 为什么心肌病的手术风险要大一些 ❓

心肌病的手术患者，都是病情比较严重的患者，这类患者的手术风险一定是比较大的。他们不仅要承受手术本身带来的风险，可能还要承受额外的风险。例如某些心肌病患者，还并发了一些肝肾功能的减退或者凝血功能障碍等疾病。

首先是麻醉，有心肌病的患者，往往都会合并有肺淤血，这类患者做呼吸测定可能会比常人差一些。肺部解剖结构和正常人可能有所不同，因此在手术过程中，可能也要承受手术本身带来的一些风险。

除此以外，这类患者往往合并有心力衰竭，无论术前、术中，还是术后，都存在心力衰竭的风险。绝大多数患者会有一些其他脏器方面的功能减退，比如肾功能、肝功能、肺功能等，还要过几关才能够真正完成心肌病手术。

心肌病手术的风险要大一些，因此在手术前应该对患者的整体情况进行评估，不仅仅是对他的心脏要评估，而且要对他整个身体的耐受状况进行评估。

393 为什么心肌病术后的护理非常重要 ❓

俗话说："三分治疗，七分护理。"由此可见护理的重要性。对心肌病术后患者的护理也是如此，术后严密监测生命体征，通过心电监护观察患者的心率、血氧、血压，记录患者出入量，对其心功能进行评价等，以防术后出现急性心力衰竭以及恶性心律失常等。

术后监测到生命体征稳定再到慢慢康复不是一蹴而就的，需要制定详细的护理规划。在这个规划中，患者每一天的生活，都有详细的记载，比如说患者每天的营养状况、血压、心率、患者的液体出入量，药物治疗，等等。所以心肌病术后的护理非常重要。

394 心肌病可防可治吗 ❓

心肌病可防可治。（1）可防：一些危险因素是在可控范围内的，比如说酒精性心肌病，对于这类患者戒酒是非常重要的，同时要提倡健康的生活方式等，也就是说要从源头上遏制酒精性心肌病的发生。（2）可治：可控的一些因素，比如一些免疫性的疾病，在现有的医学条件下，对它的认知水平还不是很高，可能只有部分心肌病能够得以治愈，但是通过目前的治疗手段，绝大多数患者的病情可以得到很好的控制。

随着医学的发展，对这类疾病的认识会不断加深，一些新的治疗方法也会不断出现。

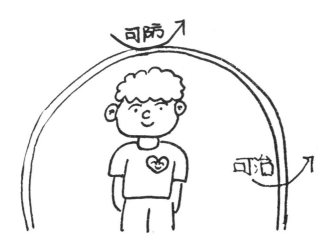

395 什么是缺血性心肌病 ❓

缺血性心肌病（ICM）属于冠状动脉粥样硬化性心脏病的一种特殊类型或晚期阶段，是指由冠状动脉粥样硬化引起长期心肌缺血，导致心肌弥漫性纤维化，产生与原发性扩张型心肌病类似的临床综合征。

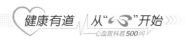
396 女性怀孕也可能会诱发心肌病吗 ?

有可能。围生期心肌病是一组多因素疾病，其病因迄今未明。其发病可能与病毒感染、机体自身免疫因素有关，多胎、多产、高血压、营养不良、贫血等均被认为与围生期心肌病的发生有关。也有人把剖宫产术、慢性高血压、先兆子痫视为发生围生期心肌病的危险因素。

397 得过围生期心肌病的患者还能再次妊娠吗 ?

已有心肌病的妇女不建议再次妊娠。

妊娠可能会加重她的心肌病。目前已经有研究发现，得过围生期心肌病的人，再次妊娠，得这种心肌病的可能性是非常大的。即便是其他类型心肌病，妊娠时也会加重，所以不建议再次妊娠。

398 酒精性心肌病是喝酒导致的吗 ?

目前绝大多数人认为，酒精性心肌病可能跟患者长期大量饮酒有关系。对于这类患者劝告其务必戒酒。喝酒不一定会得酒精性心肌病，酒精性心肌病到底跟患者的哪些因素相关目前是不清楚的。酒精性心肌病的治疗方法与其他心肌病的治疗方法没有什么区别，唯独要告诉患者戒酒是非常重要的。

399 心肌病患者在日常生活中需要注意哪些事 ?

（1）首先要保持一个正常的心理状态。病有轻中重之分，对于严重的心肌病患者来说，出于病情需要考虑，需要卧床休息，但是对于大多数患者来说是可以参加工作的，但工作不能够过于劳累，这个劳累不仅指身体上的劳累，还有心理上的负担。（2）其次是要注意患者的饮食，以清淡为主，拒绝重口味，不要过油、过辣、过咸。（3）再有就是注意控制患者的水平衡，患者喝水的量不宜过度，对于病情比较严重的患者来说，多排水，少喝水，普通患者只要保持进出水平衡或者进水少于出水，这样心脏的负荷会相对小一些。

在活动上不建议患者进行对抗性运动，对于轻微活动，比如散步、打太极拳等是可以的。

在性生活方面并没有太多的限制，患者自己注意量力而行即可。

第6章

心脏瓣膜病

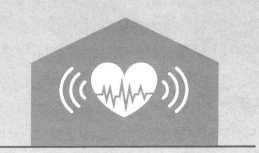

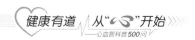

400 什么是心脏瓣膜病 ?

心脏瓣膜病是我国常见的一种心脏病，其中以风湿热导致的瓣膜损害最为常见。随着人口老龄化加重，老年性瓣膜病以及冠状动脉粥样硬化性心脏病、心肌梗死后引起的瓣膜病变也越来越常见。心脏瓣膜病就是指二尖瓣、三尖瓣、主动脉瓣和肺动脉瓣的瓣膜因风湿热、黏液变性、退行性改变、先天性畸形、缺血性坏死、感染或创伤等出现了病变，影响血液的正常流动，从而造成心脏功能异常，最终导致心力衰竭的单瓣膜或多瓣膜病变。

401 心脏及心脏瓣膜的结构是什么样的 ?

心脏如同本人的拳头大小，通过间隔使心脏分为左右两半，每一半再进一步分为心房（回收血液的部分）和心室（喷血的部分），所以心脏共有左右心室和左右心房四个腔。

心脏瓣膜生长在心房和心室之间、心室和大动脉之间，起到单向阀门的作用，它在保证血流单方向运动、保证心脏功能正常方面起重要作用。人体的四个瓣膜分别称为二尖瓣、三尖瓣、主动脉瓣和肺动脉瓣。在左心室的入口处有二尖瓣，它的作用就是使血液只能向固定的方向流动，出口处有主动脉瓣，右心室的入口处有三尖瓣，出口处有肺动脉瓣。瓣膜可防止血液倒流。

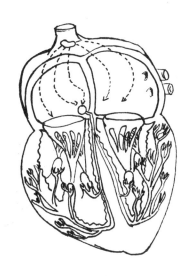

402 心脏瓣膜病常见的病因是什么？

心脏瓣膜病是心脏内的瓣膜及其附属结构由于炎症、变性、退行性变、先天畸形、外伤、缺血等导致单个或多个瓣膜及其结构功能出现异常，使瓣膜狭窄或（和）关闭不全，进一步导致心脏功能异常的一系列临床症状及体征。

20 世纪 60 年代及以前，由于生活居住条件差，由风湿热引发的风湿性心脏瓣膜病较多见，但随着我国人民生活条件的不断改善、人均寿命的不断延长，退行性变引发的瓣膜病越来越多。目前，年轻患者中多见先天性的瓣膜病变，而中老年人中则多见退行性变引起的瓣膜病。

403 心脏瓣膜病有哪些临床表现？

心脏瓣膜病患者的一般症状为无力、疲乏、头晕甚至晕厥、劳累性呼吸困难、气急、夜间阵发性呼吸困难及咳嗽。严重的二尖瓣狭窄和左心衰竭的患者，甚至有发生急性肺水肿的可能，表现为端坐呼吸、心脏性哮喘及咳大量粉红色泡沫痰。

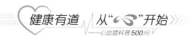

404 心脏瓣膜病是如何诊断的 ？

心脏瓣膜病诊断一般不困难，物理检查十分重要，由于心脏瓣膜病通常有特征性心脏杂音，有经验的心脏科医生可以单凭听诊做出准确诊断。心脏彩超是一种检测心脏结构和功能的非创伤性心脏检查，具有无痛、安全、方便、可靠等特点。

405 心脏瓣膜病是如何治疗的 ？

心脏病通常会给人的生活、工作带来很多不便，尤其是心脏瓣膜病常常会危害人们的身体，使人体的血液循环出现严重的障碍。当已被确诊为心脏瓣膜病时，可以通过下面三种方式进行治疗，来减轻自身的心脏疾病症状，保障自己的身体远离各种心脏疾病的危害。

（1）内科治疗。出现水钠潴留等心力衰竭的患者可以采用利尿剂，快速心房颤动者可以使用非二氢吡啶类钙拮抗剂等控制心室率，并发症者应用华法林等抗凝治疗。另外，在平时治疗的时候要控制情绪，同时要保持劳逸结合的生活和工作习惯，适当限制水钠摄入，减少诱发心力衰竭的因素。

（2）外科手术。人工心脏瓣膜置换手术是一种最为常见的心脏瓣膜病的根治方法，适用于有心力衰竭症状的心脏瓣膜病患者，但是在手术之后一定要积极避免各种禁忌证和后遗症，争取手术后快速恢复。另外在手术之后还需要懂得护理的方法，尽量减小手术的副作用。

（3）介入治疗。球囊扩张术对单纯二尖瓣狭窄患者、先天性肺动脉瓣狭窄者非常有效果。如果心脏瓣膜的钙化不明显，可以采用经皮球囊扩张术，改变瓣膜狭窄状况，以达到改善临床症状的目的。

406 心脏瓣膜病有哪些手术方式 ❓

瓣膜成形术，即对损害的瓣膜进行修补。瓣膜成形术通常用于病变轻微的二尖瓣或三尖瓣，而对于严重的心脏瓣膜病变，特别是风湿性心脏瓣膜病，多选择瓣膜置换术。瓣膜成形术的主要方法有 Key 氏成形、DeVega 成形以及利用 C 形环成形等。

407 什么是心脏瓣膜成形术 ❓

瓣膜成形术可以完成二尖瓣、主动脉瓣、三尖瓣成形。具体包括瓣环的重建和环缩，乳头肌和腱索的缩短、延长及转移，人工瓣环和人工腱索的植入，瓣叶的修复。手术要求相对较高，需术中食管超声监测来判定瓣膜成形的效果，其主要适用于瓣膜病变较轻，瓣环无明显扩大，腱索及乳头肌功能良好的患者，如瓣膜、腱索及乳头肌病变较为严重，丧失功能，关闭不全或狭窄等，则需行瓣膜置换术。

408 做心脏瓣膜成形术需要多少费用 ❓

心脏瓣膜手术主要采用成形或换瓣的方法。简单的成形费用为 4 万多元；如果用到二尖瓣环或三尖瓣环，费用就要加 1 万元；若要换机械瓣要再加 1 万元左右，手术费用为 6 万元左右；生物瓣价格有 2 万元、4 万元和 6 万元，手术费用要 8 万元到 10 万元。以上价格会随着器械成本、招标、投标及议价等因素而变化，而且不同地区、不同医院价格也不同，故以上费用仅供参考，以当地医院价格为准。

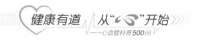
409 心脏瓣膜成形术的适应证有哪些 ❓

瓣膜成形术的适应证首先就是患者的瓣膜本身的质量是好的，或者通过目前的技术是可以达到修复效果的。因此对小孩或年轻女性患者，医院会尽可能为其做修复。此外，当患者的心脏功能不允许置换或心脏的肌肉结构太差不适合做置换时，会尽量给患者做修复。

410 心脏瓣膜成形术有什么风险 ❓

一般来说，心脏方面的手术风险性都是比较大的，患者必须先经过一系列检查来评估身体是否合适做手术。手术对于患者的年龄没有严格的限制，需要根据患者的情况来评估。

411 心脏瓣膜置换术后需要长期服药吗 ❓

目前，在心脏瓣膜置换术中，共有两种瓣膜可供选择。其一为生物瓣膜，采用猪心包或牛心包，具有一定寿命，只需在一段时间内服用抗凝药物；其二为机械瓣膜，主要材质为金属，置换金属瓣膜后，需终身进行抗凝治疗，否则会引发血栓及其他严重的并发症。

412 什么是瓣膜置换术 ❓

心脏瓣膜置换术是采用由合成材料制成的人工机械瓣膜或用生物组织制成的人工生物瓣膜替换原有瓣膜的手术，简称换瓣。生物瓣具有良好的血流动力学特性，血栓发生率低，不必终身抗凝，但其寿命问题至今未获得满意解决，多数患者面临二次手术；机械瓣具有较强的耐力和持久性等特性，临床应用广泛，但机械瓣最大的难题是患者必须终身抗凝且潜在易发血栓栓塞和出血的风险，给患者的工作、生活带来诸多不变。故出院后患者做好自我管理，对提升生活质量以及预防术后并发症有着重要的意义。

413 什么是经导管主动脉瓣置换术 ?

经导管主动脉瓣置换术，通过股动脉送入介入导管，将人工心脏瓣膜输送至主动脉瓣区打开，从而完成人工瓣膜置入，恢复瓣膜功能。手术无须开胸，因而创伤小，术后恢复快。由有经验的心血管科医师实施手术。

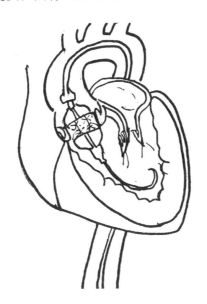

414 哪些患者可以施行经导管主动脉瓣置入术 ?

经导管主动脉瓣置入术需要由心内科医生、心外科医生和介入放射科医生等相关人员组成的团队来实施（Ⅰ类推荐）；经导管主动脉瓣置入术只能在可以开展常规心脏手术的医院来实施（Ⅰ类推荐）；经导管主动脉瓣置入术适合于不能做常规心脏手术、有严重症状、预期寿命大于1年，并且希望通过手术获得改善的主动脉瓣狭窄患者（Ⅰ类推荐）；这类手术也适合常规换瓣手术风险较大、解剖条件比较适合做介入治疗、有严重症状的主动脉瓣狭窄患者（Ⅱa类推荐）。

415 经导管主动脉瓣置入术是从哪里入路的

经导管主动脉瓣置入术一般分为三种手术入路方式：经右侧股动脉、经心尖、经主动脉。英文缩写分为两种：TF-TAVI 和 TA-TAVI，前面 TF 指的是经股动脉（Femoralartery），后面 TA 指的是经心尖（Apex）或者经主动脉（Aorta）。

416 经导管主动脉瓣置入术治疗有何优点

经导管主动脉瓣置入术治疗具有微创、恢复快、痛苦低、安全性高等优点，给不适合外科手术的高危重度主动脉瓣狭窄患者带来了新的治疗选择。

417 经导管主动脉瓣置入术治疗的并发症有哪些

经导管主动脉瓣置入术治疗的并发症包括路径相关并发症、心包填塞、主动脉根部破裂、冠状动脉阻塞、主动脉瓣反流、需行起搏器植入、肾衰竭、卒中。

418 经导管主动脉瓣置入术的手术费用需要多少

不同地区、不同医院价格不同，以当地医院价格为准。

419 经导管主动脉瓣置入术后要注意些什么 ？

手术后 3 个月称为"术后早期"，这是恢复手术及其有关措施造成的创伤、改善体质、稳定各系统和器官的重要阶段。术后 3 个月内患者应充分休息，有规律地安排作息时间，不宜过劳、过度兴奋；预防感冒，如感冒应立即用药治疗；适当且逐步增加运动，并做到"量力而行"，感觉心慌气短时立即休息，并减少活动量；在饮食上应注意增加营养，多吃些水果，尤其是橘子、香蕉、橙子等含钾量高的水果；切忌暴饮暴食，尤其是酗酒。控制过咸食品，注意饮食卫生。根据出院时医嘱按时服用药品，如抗凝剂、洋地黄类强心利尿药及钾盐等。服用期间要留意尿量变化，有无浮肿和四肢沉重感。定期检查凝血酶原时间。术后 3 个月到医院复查，若恢复良好，身体能够胜任少量工作，则可以循序渐进地增加工作量，以无心慌气短为宜，再过 2 ～ 3 个月就可以恢复全日轻工作，然后逐步地试探着向正常工作过渡，切不可一时高兴突增工作负荷，造成心功能损害。

420 什么是风湿性心脏病 ？

风湿性心脏病简称风心病，是指风湿热活动累及心脏瓣膜而造成的心脏瓣膜病变，常表现为二尖瓣、三尖瓣、主动脉瓣中有一个或几个瓣膜狭窄和（或）关闭不全。临床上狭窄或关闭不全常同时存在，但常以一种为主。患病初期常常无明显症状，后期则表现为心慌气短、乏力、咳嗽、下肢水肿、咳粉红色泡沫痰等心功能失代偿的表现。

421 风湿性心脏病分几种 ？

目前国内对风湿性心脏病的研究指出风湿性心脏病主要分为以下几个类型：

（1）风湿性心内膜炎。病变主要侵犯心瓣膜，其中二尖瓣最常受累，其次为二尖瓣和主动脉瓣同时受累，三尖瓣和肺动脉瓣极少受累。

（2）风湿性心肌炎。病变主要累及心肌间质结缔组织，常表现为灶状间质性心肌炎、间质水肿。

（3）风湿性心外膜炎。病变主要累及心外膜脏层，呈浆液性或纤维素性炎症。在心外膜腔内有大量浆液渗出，形成心外膜积液，当渗出以纤维素为主时，覆盖于心外膜表面的纤维素可因心脏的不停搏动和牵拉而形成绒毛状，称为绒毛心。渗出的大量纤维素如不能被溶解吸收，则发生机化，使心外膜脏层和壁层互相粘连，形成缩窄性心外膜炎。干性心外膜炎，患者心前区疼痛，听诊可闻及心包摩擦音。湿性心外膜炎，患者可诉胸闷不适，听诊心音弱而遥远。

422 \ 风湿性心脏病是由什么原因引起的 ?

（1）免疫异常在风湿性心脏病的病因中占有重要地位，至少有部分风湿性心脏病是由免疫异常引起的。

（2）感染因素也是诱发风湿性心脏病的病因，如其与 A 型溶血性链球菌的感染有关。

（3）导致风湿性心脏病的其他因素还有物理因素、化学因素、环境因素、机体素质等。

423 \ 哪些年龄段易发风湿性心脏病 ?

风湿性心脏病属于散发疾病，在任何一个年龄阶段都有可能出现，如果经常有链球菌感染，发病率就会增高。但是全球有这样的趋势：风湿性心脏病多发生于 20 ~ 40 岁青中年，且患者多有风湿热史，并且多发于冬春季节、寒冷潮湿环境下，初发年龄多在青壮年。

424 风湿性心脏病有哪些临床表现

　　风湿性心脏病经常在冬春两季发病，天气寒冷、潮湿，发病年龄大多也在青壮年阶段。表现有活动以后心慌气短，呼吸困难，夜里不能平躺；轻微活动之后或者劳累之后也容易出现咳嗽、咳痰，痰里带有血丝，另外，得了这种病的人很容易受凉感冒。

　　二尖瓣狭窄，如果在青壮年的时候有过风湿热病史，那么在心功能代偿期可无症状，失代偿后就会出现活动后气短、心悸、阵发性呼吸困难等，如果病情严重，会出现端坐呼吸、咯血等症状，到了该病的晚期还会表现出右心力衰竭，还会有明显二尖瓣面容。

　　二尖瓣关闭不全，在心功能代偿期患者可无症状，通常会有心悸、活动后喘促、疲劳、乏力、咯血等表现，还会有左心功能不全的症状。到了该病的后期，患者会出现右心功能不全的症状，比如肝大、下肢浮肿。心尖部可见搏动增强及触到有力的局限性抬举样冲动，叩诊心界向左下扩大。

　　主动脉瓣狭窄，严重者会出现头昏、晕厥、心绞痛、心律失常甚至猝死等症状。到了晚期，患者还会出现呼吸困难、咳嗽、咯血等左心功能不全症状，体征为主动脉瓣区听到响亮粗糙的吹风样收缩期杂音，向颈部传导并伴有收缩期震颤等。

425 风湿性心脏病早期有哪些典型症状

　　（1）清晨起床时，坐起感到胸部特别难受。

　　（2）剧烈活动后感到心悸、胸闷或胸痛等不适。

　　（3）走路时间稍长或稍快便感胸闷、气喘、心跳加快。

　　（4）常感心慌、气短、疲劳、胸闷和呼吸困难，乏力，懒言。

　　（5）公共场合或会中，特别容易感到心悸、胸闷、呼吸不畅。

（6）劳累或紧张时心前区胸骨后或左臂部有放射性疼痛，伴有出汗。

（7）爬楼或做一些原本容易的工作，感到特别疲惫，需要休息多次。

（8）饱餐、寒冷、情绪激动时有心悸、胸背部憋胀疼痛，甚至冒冷汗。

（9）反复出现脉搏不规则、过速或过缓；有风湿热病史患者，更应积极预防。

（10）晚上低枕时憋闷难受，需将枕垫高，甚至不能平躺；梦中惊醒，感心悸、胸闷，需坐起才能好转。

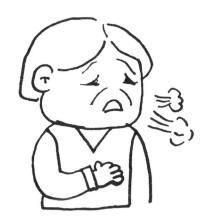

 如何检查风湿性心脏病

（1）多普勒超声心动图。作为一种无创方法，多普勒超声心动图检查已经是评价各瓣膜病变的主要手段之一，不仅可以测定心腔大小、心室功能，也可以测定跨瓣膜压差、瓣膜开口面积、肺动脉压力等指标。

（2）X线检查。X线检查可以了解心脏大小和肺部的改变。

（3）心电图。心电图检查可明确患者的心律、有无心肌缺血改变、是否合并有心房颤动等。

（4）心血管造影。对部分年龄大于45岁的患者，心电图提示有心肌缺血改变者，做心血管造影检查可以明确患者有无合并冠状动脉病变。

（5）其他相关检查。风湿性心脏病患者往往会伴随风湿相关的疾病，比如风湿热、风湿性关节炎等。这个时候还需要针对风湿病方面进行检查。比如通过溶血性链球菌的培养来检查是否被溶血性链球菌感染，因为溶血性链球菌感染和风湿病之间存在很大的关系，另外就是要检查是否有风湿炎症活动的证据，一般进行血常规检查，查明白细胞计数、c反应蛋白、蛋白电泳、非特异性血清成分等情况是否良好。

427　风湿性心脏病是如何诊断的 ？

风湿性心脏病的诊断主要是从两方面来进行的，第一是风湿性心脏病的特有症状，第二是通过查体和辅助检查。

（1）症状：大多数风湿性心脏病患者会有活动后劳累、心慌、气短等症状。根据患者病情的轻重，症状会有轻重之分，重症患者轻度活动后即可出现上述症状，甚至晚上不能平卧，下肢有浮肿，严重时可出现心律失常。

（2）查体：听诊心脏有不同程度、不同部位的杂音，另外有心律不齐的表现，有的患者嘴唇发紫，面颊发暗。

（3）辅助检查：做心脏彩超检查，能发现心脏的瓣膜有病变，如二尖瓣狭窄、关闭不全等。胸片检查发现心影增大，肺纹理增粗，有肺淤血。如果已经出现心律失常症状，心电图上会有一些改变，像心房颤动、房性心脏早搏、左房增大。

428　风湿性心脏病饮食有哪些禁忌 ？

（1）要严格控制每日水分的摄入量，而且在饮食中要注意适量限制钠盐，每日钠盐的摄入量要保持在一定的水平。要限制食用盐腌制品，咸菜、咸鱼、咸肉类的腌制品最好少吃。

（2）可以适当地补充高热量和高维生素的食物，也要注意进食的食物应该是容易消化的。注意不要暴饮暴食，平时可以少吃多餐，这样更加有利于健康。一些患者如果平时在服用利尿剂，那么应该多吃水果和蔬菜。在平时的饮食中要避免吃过多的高脂食物，如果吃过多的高脂肪食物，这些食物在人体内不容易被消化，会造成心脏的负担，严重时会出现心律失常。

（3）少吃辛辣及非常刺激的食物，如辣椒、生姜和胡椒等刺激性食物。而且大量的烟酒、咖啡因含量很高的饮料，都会给患者的心脏带来很大负担。

429 风湿性心脏病的治疗方法有哪些，该如何选择

药物方面，以缓解症状、改善预后为目的，包含洋地黄制剂、利尿剂、血管紧张素转化酶抑制剂类药物。

手术治疗的方法一般适合有症状且符合手术指征的患者，可以选择做二尖瓣分离术或人工瓣膜置换术。这类手术能控制病情，延长患者的生命。

430 风湿性心脏病可以用哪些药物进行治疗

（1）风湿性心脏病在用药物治疗时，要先看患者的病情程度，以及有没有其他并发疾病。一般情况下，常用药物有：①抗凝类的药物，如华法林；②抗心律失常类的药物，如美托洛尔；③减轻心脏负担类的药物，如利尿剂。在必要的时候，可以使用一些加强心脏功能的药物。治疗风湿性心脏病类的药物有多种，但并不是每一种药物都适合每个人的体质和病情，要根据患者的病情和身体的情况选择合适、有效的药物进行治疗。

（2）在预防风湿性心脏病时，也有人会采取一些防治措施，如患了急性风湿热的患者，可通过口服抗生素类的药物进行治疗，其中最为常见的有青霉素、红霉素或者是磺胺嘧啶。而具体的用量和服用的时间是要按照年龄、链球菌易

感度、风湿热发作次数来确定的。

（3）风湿性心脏病治疗的方法和用药主要与患者是否处于风湿热活动期以及风湿性心脏病对心脏瓣膜的损害程度有直接关系。所以平时在使用药物后，如果病情得不到好转，则需要通过其他方法进行治疗，如手术等。另外，处于风湿热活动期的患者需要肌注长效青霉素。

431 风湿性心脏病患者手术治疗需要符合什么条件

无明显症状的心功能Ⅰ级患者不需手术治疗；心功能Ⅱ级、Ⅲ级患者应行手术治疗；心功能Ⅳ级患者应进行强心、利尿等治疗，待心功能改善后再行手术。伴有心房颤动、肺动脉高压、体循环栓塞及功能性三尖瓣关闭不全者亦应手术。但手术风险增大。有风湿活动或细菌性心内膜炎者应在风湿活动及心内膜炎完全控制后 6 个月再行手术。

432 风湿性心脏病手术治疗风险大吗

这需要根据患者的具体病情评估，手术风险一般与心功能有关，心功能好的患者几乎无风险。此外，还需看瓣膜损坏情况，一般瓣膜修补术风险低于换瓣手术。

风湿性心脏病手术风险还与瓣膜置换个数有关。主要病变表现为二尖瓣、三尖瓣、主动脉瓣中有一个或几个瓣膜狭窄和（或）关闭不全。临床上狭窄或关闭不全常同时存在，但常以一种为主。如果是单瓣置换手术，手术的总体成功率在 99% 左右；如果需要置换两个瓣膜，成功率大约为 95%。瓣膜置换术后，患者的生活质量一般还是不错的，可以达到正常或接近正常。总之，换瓣手术是心血管外科常规手术，不必过分担心风险。

风湿性心脏病介入治疗，采用经皮球囊瓣膜成形术治疗二尖瓣狭窄，避免了外科手术的开胸,创伤小,并发症少,大大提高了手术的安全性,而且疗效可靠、恢复快。当然风湿性心脏病风险与医生的经验、技术水平以及外科支持等有关,建议患者到正规专科医院找经验丰富的医生做手术,可以提高手术的成功率。

433 如何预防风湿性心脏病 ?

（1）防治链球菌感染。要注意居住卫生,对猩红热、急性扁桃体炎、咽炎、中耳炎和淋巴结炎等急性链球菌感染,予以积极彻底治疗,以避免风湿热的发作。风湿热的反复发作会加重心脏瓣膜的损害。

（2）劳逸结合。适当的运动和体力劳动可增强心脏的代偿能力,没有出现呼吸困难等症状的患者可以照常工作和生活,但是要避免剧烈的运动和重体力劳动。休息可以减轻心脏负担,是防治本病的必要措施,患者病情发作时要根据症状和医生的嘱咐,不同程度地限制体力活动,甚至完全卧床,直到心功能改善为止。

（3）稳定情绪。不少风湿性心脏病患者精神紧张、情绪激动时,会突然发生心动过速,增加心脏负担,导致心功能不全,因而要宽心平气、淡泊守神。

（4）合理饮食。饮食以宜消化的食物为主,多吃水果蔬菜,适量补充高热量和维生素含量高的食物,严格控制水分和钠盐的摄入量,减少刺激性食物的摄入。

(1)防治链球菌感染

(2)劳逸结合

(3)稳定情绪

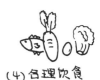
(4)合理饮食

风湿性心脏病患者在生活中应注意些什么

（1）在心功能代偿期，避免剧烈活动和过度疲劳，增加休息时间。

（2）积极预防风湿活动，避免瓣膜病变加重。增强体质，注意保暖，避免上呼吸道感染，在做拔牙手术操作和内窥镜检查前后预防性应用抗生素，避免并发感染性心内膜炎。

（3）处于风湿活动期的患者，应卧床休息，待发热、关节痛等症状基本消失，血液化验正常后逐渐增加日常工作和活动。

（4）利尿剂长期服用时要低盐饮食，出现低钾、低钠、低氯症状应及时处理。

（5）抗风湿治疗时，要经常观察药物的毒性及副作用，如服用阿司匹林时，因为它对胃黏膜有刺激，宜在饭后服用。

（6）风湿性心脏病患者出现心力衰竭的注意事项：

①重度心力衰竭患者需绝对卧床休息，取高枕卧床或半卧位。

②低盐、低脂、低热量、高维生素含量易消化饮食，少量多餐，避免过饱。增加新鲜蔬菜、水果的摄入，忌暴饮暴食，钠盐摄入量每日在 6 克以下（一个啤酒盖的容量）。

③服用洋地黄类药物时，需要密切观察心力衰竭改善情况，脉搏小于 50 次 / 分钟应暂停给药，并按医嘱处理。

④家属要随时安慰患者安心休养，增强患者恢复健康的信心。

435 **风湿性心脏病会引起心律失常吗**

风湿性心脏病可引起心房颤动、期前收缩、阵发性心动过速、二联律、心房扑动、房室分离、预激症等心律失常。风湿性心脏病引起的心律失常，可能与因瓣膜损害而致的心力衰竭、洋地黄中毒、慢性风湿病复发及心内膜炎等因素有关。二尖瓣狭窄所致的心房颤动，初始为阵发性，若治疗不当或不及时，则逐渐变为持续性，发展成慢性心房颤动。若左心房显著扩大并伴有长期心房颤动，那么这种心房颤动是不可逆的。主动脉瓣严重狭窄合并心房颤动者，多在1年内死亡，亦可突然猝死。如出现这种病症，则预后极差。综上所述，风湿性心脏病一旦发生心律失常，必须及时消除症状，控制病情发展。对这类患者而言定期复查与积极防治尤其重要。

436 风湿性心脏病与中风有联系吗 ❓

心脏病和脑中风从字面上来理解似乎是两个风马牛不相及的词，但是从临床上来说，如果患了心脏病就必须对脑中风引起重视，心脏病也是脑中风的诱因之一。因为风湿性心脏病患者会出现二尖瓣狭窄的症状，而出现了二尖瓣狭窄的症状之后增厚的肿胀瓣膜表面出现的小的赘生物很容易形成血栓。血栓脱落后会随着血液流入脑内发生脑栓塞，这样也就容易导致脑中风。

437 风湿性心脏病有哪些危害 ❓

（1）心功能不全（心力衰竭）。心功能不全最常见，发生于50%～75%的风湿性心脏病患者，并且是其死亡的主要原因。它常由呼吸道感染、风湿活动、重体力劳动、妊娠及分娩等诱发。

（2）心律失常。心律失常中最常见的是心房颤动，发生于30%～40%的风湿性心脏病患者，尤其是在左心房显著扩大的二尖瓣狭窄患者中最多见。在心房颤动发生前，多先有房早、心房扑动或阵发性心房颤动，以后才转为持久性心房颤动。

（3）呼吸道感染。由于肺长期淤血，易引起肺部感染，并进一步诱发或加重心功能不全。

（4）栓塞（多以脑栓塞为主）：约占 5% ～ 10%，是风湿性心脏病常见的死亡原因。

（5）咯血。咯血多见于二尖瓣病变，特别是二尖瓣狭窄。

438 风湿性心脏病可以根治吗

风湿性心脏病一般是不能根治的。如果有严重的心脏瓣膜疾病，需要考虑做瓣膜置换术，术后大多可以缓解症状。

439 风湿性心脏病会遗传吗

风湿性心脏病是不会遗传的，这种疾病是风湿热活动累及心脏瓣膜而导致的心脏病变。这种病变主要是瓣膜的边缘和基底部发生了水肿、渗出，并逐渐扩大到瓣膜全部，累及腱索和乳头肌，使瓣膜交界区的瓣叶融合、腱索融合与缩短以及瓣叶的纤维化、僵硬、卷曲与钙化，从而导致瓣膜开口狭窄或关闭不全等。另外风湿性心脏病主要是受到了链球菌的感染，以前生活条件差，比较容易得，现在条件好了，患病率明显下降。这种病早期治疗还是很容易控制的。

440 心脏不好会得风湿性心脏病吗

不一定。风湿性心脏病是风湿热引起的慢性心脏瓣膜病变，是风湿病症状之一。风湿性心脏病是甲组乙型溶血性链球菌感染引起的变态反应的部分表现，属于自身免疫性疾病。此外，病毒感染、遗传因素和免疫功能等亦可能与风湿热的发病有关。患者多于发病早期有链球菌感染史，如猩红热、上呼吸道感染、急性化脓性扁桃体炎、急性咽炎、中耳炎、淋巴结炎等。曾经出现过化脓性扁桃体炎、疱疹性咽峡炎等感染没有得到良好的控制，会使风湿热反复发作。风

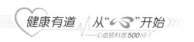

湿热是一种慢性病，往往反复发作。如若侵犯到心脏瓣膜及心肌，会引起心脏瓣膜及心肌出现渗出、增生、瘢痕形成等病变，最终导致瓣膜狭窄、关闭不全，心肌结构和功能发生改变，从而引起风湿性心脏病。心脏部位的病理变化主要发生在心脏瓣膜部位。二尖瓣为最常见受累部位。

441 风湿性心脏病对怀孕有影响吗

风湿性心脏病患者能否妊娠、分娩和承受产褥期的负担取决于风湿性心脏病患者瓣膜病变的种类、病变的程度、心功能状况、有无并发症、妊娠过程中血流动力学的演变及详细的医疗条件等多种因素。具体而言，风湿性心脏病患者是否适合妊娠可参照以下内容。

（1）风湿性心脏病患者适合妊娠的情况：

心脏瓣膜病变轻，心功能Ⅰ—Ⅱ级的，通常是允许妊娠的，但应争取在年轻时生育，因为心脏代偿功能随年龄增大而降低。

（2）风湿性心脏病患者不适合妊娠的情况：

①风湿性心脏病患者的心功能为Ⅰ—Ⅱ级二尖瓣狭窄的，由于妊娠后对心肺血流动力学危害较大，故不宜妊娠；

②风湿性心脏病患者的心脏病变较重，心功能在Ⅲ级以上，或虽为Ⅰ—Ⅱ级但过去有心力衰竭史，且年龄在35岁以上的，经产妇过去妊娠、分娩有心力衰竭史者若再次妊娠易复发，故不宜妊娠；

③风湿性心脏病患者有肺动脉高压、慢性心房颤动、高度房室传导阻滞、并发细菌性心内膜炎，孕产期心力衰竭或休克发生率高，皆不宜妊娠。

442 儿童也会患风湿性心脏病吗

风湿性心脏病是一种常见于成年人身上的疾病，但是也存在儿童患病的例子，不过比较罕见。儿童和青少年中发病率高的，5～15 岁多见。早期有链球菌感染史，如猩红热、上呼吸道感染、急性化脓性扁桃体炎、急性咽炎、中耳炎、淋巴结炎等。1～4 周后又出现发热、多汗、疲乏、心慌、面色苍白、食欲不振、游走性关节痛、皮下结节或皮下红斑、舞蹈症等，并可进一步累及心脏发生心肌炎。风湿热是一种慢性病，往往反复发作。患病后 25%～50% 的患儿可遗留心脏瓣膜永久性损害，以致影响成年期的健康，因此，对小儿风湿性心脏病必须早期诊断，彻底治疗，切莫掉以轻心。

第**7**章

先天性心脏病

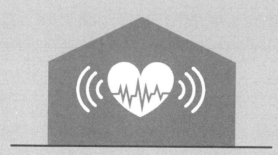

443 什么是先天性心脏病 ❓

先天性心脏病是指在胚胎发育时期由于心脏及大血管的形成障碍或发育异常而引起的解剖结构异常，或出生后应自动关闭的通道未能闭合（在胎儿属正常）的情形。

444 先天性心脏病的分类 ❓

（1）传统分类方法主要根据血流动力学变化将先天性心脏病分为三组：无分流型（无青紫型），左向右分流型（潜伏青紫型），右向左分流型（青紫型）。

（2）遗传病共分五大类，即单基因病、多基因病、染色体病、线粒体病和体细胞遗传病。除体细胞遗传病主要与肿瘤有关外，其余四种遗传病均与心血管病有关。

445 先天性心脏病的病因有哪些 ❓

一般认为妊娠早期（5～8周）是胎儿心脏发育最重要的时期，先天性心脏病发病原因很多，遗传因素仅占8%左右，而92%为环境因素造成，如妇女妊娠时服用药物、感染病毒、环境污染、射线辐射等都会使胎儿心脏发育异常。尤其妊娠前3个月感染风疹病毒会使孩子患上先天性心脏病的风险急剧增加。

如何判断小孩心脏不好

（1）看嘴唇。患有先天性心脏病的孩子嘴唇是紫红色的，而正常孩子是鲜红色的。

（2）看手指。看指尖是否肿大，也就是是否有医生所说的鼓槌形手指。

（3）看呼吸。孩子莫名其妙地晕倒，轻微的活动就会大口喘气，有时也会因为哭闹而晕倒。

（4）看体质。经常感冒，经常出现发热、咳嗽等症状，也容易患肺炎。

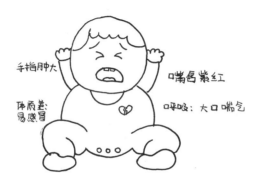

447 先天性心脏病有哪些临床表现

先天性心脏病的种类很多，其临床表现主要取决于心脏畸形的大小和复杂程度。复杂而严重的畸形在出生后不久即可出现严重症状，甚至危及生命。主要症状有：

（1）经常感冒、呼吸道反复感染，易患肺炎。

（2）生长发育差、消瘦、多汗。

（3）吃奶时吸吮无力，喂奶困难，或婴儿拒食、呛咳，平时呼吸急促。

（4）儿童诉说易疲乏，体力差。

（5）口唇、指甲青紫，或者哭闹时或活动后青紫，杵状指趾。

（6）喜欢蹲踞，易晕厥、咯血。

448 先天性心脏病的危害 ❓

孩子患有先天性心脏病后，早期症状表现为经常感冒和呼吸道感染；之后孩子生长发育缓慢，还会有身体消瘦以及夜间盗汗的情况出现；情况比较严重的话，患儿的生活会受到比较大的影响，甚至出现休克或者夭折的情况。

449 先天性心脏病的并发症有哪些 ❓

一般并发症有肺炎、心力衰竭、肺动脉高压、感染性心内膜炎、缺氧发作、脑血栓和脑脓肿。

450 如何诊断先天性心脏病 ❓

（1）临床症状包括发绀、充血性心力衰竭及粗糙响亮Ⅲ级以上心脏杂音伴震颤等。当然，并不是新生儿发绀就是有心脏病，这还需要跟呼吸道、中枢神经系统疾患及血红蛋白异常引起的发绀区别开来。

（2）和后天性心脏病的一些症状鉴别对比，也会提示患儿有心脏疾病的可能性。比如自幼有呼吸道反复感染，活动后气促，生长发育落后。在出生后或婴儿期即已出现响亮的心脏杂音。在体检中，发现持续发绀伴杵状指（趾）。心脏杂音以胸骨旁左缘最响，肺动脉第二音亢进、减弱或分裂。心电图异常，如显示出心室肥大及有收缩期或舒张期负荷过重征象。X线显示肺充血或肺缺血、主动脉结扩张或缩小、肺动脉段突出或凹陷等。

（3）以参照顺序分段诊断方法来确诊先天性心脏病。这个顺序为：心房、心室及大动脉3个节段位置异常的判断，房室间、心室大动脉间连接异常的判断，以及心脏位置及合并畸形的诊断等。

451　先天性心脏病有哪些治疗方法 ❓

先天性心脏病的治疗方法有手术治疗、介入治疗和药物治疗等多种。选择何种治疗方法以及什么时候最适宜手术应根据病情，由心脏专科医生针对患者的具体情况提出建议。无分流类或者左到右分流类患者，及时做手术，效果良好，预后较佳。右至左分流或复合畸形者，病情较重者，手术复杂困难，部分患者由于某些心脏结构发育不完善而无法完全矫正，只能行姑息性手术以减轻症状，提高生活质量。

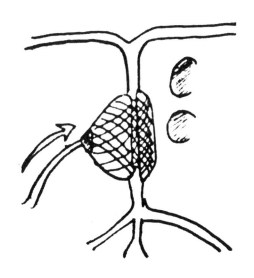

452　先天性心脏病能根治吗，治愈率有多高 ❓

绝大多数先天性心脏病可以得到根治。房缺的治愈率在先天性心脏病里是比较高的，一般可以等孩子长大一点再进行手术治疗。先天性心脏病的治愈率在 85% 以上。

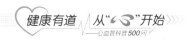
453 先天性心脏病可以治愈吗 ？

大多数先天性心脏病是可以完全治愈的，有的可以通过手术治疗，有的可以自行愈合，这是由患儿的病症类型决定的。室间隔缺损是先天性心脏病中最常见的一种。小型缺损常无明显症状，大型缺损可见发育迟缓、疲倦无力、消瘦、苍白，易患上呼吸道感染等症状。室间隔缺损，一部分患儿在 10 岁前尚有自行闭合的可能，所以，如无并发症，手术可在 10 岁以后进行。动脉导管未闭，是小儿先天性心脏病较常见的一种类型，4 岁以前尚有自行愈合的可能。法洛氏四联症，此型较重，不能治愈。

454 妇女妊娠时该如何预防小孩患先天性心脏病 ？

医学已经证明，35 岁以上的孕妇发生胎儿基因异常的风险明显增加。因此最好在 35 岁以前生育。建议 35 岁以上的高龄孕妇接受严格的围产期医学观察与保健，特别是在妊娠早期积极预防风疹、流感等风疹病毒性疾病。孕妇应尽量避免服用药物，如必须使用则需要在医生指导下进行。如果准妈妈有吸烟、饮酒等习惯，至少在怀孕前半年就要停止。孕期尽量少接触射线、电磁辐射等不良环境因素。孕期避免去高海拔地区旅游。在怀孕早期（3 个月之前）一定要尤其谨慎小心，因这时的胎儿还不稳定，各个器官还正在成形阶段，各种不良因素很可能造成孩子患先天性心脏病。

455 该如何选择先天性心脏病手术时机 ？

总体来说，如果是在出生前发现先天性心脏病，一般 2 ～ 3 岁，但不超过 5 岁，体重在 10kg 以上，属于最佳手术时机。因为随着时间的推移，疾病可能会出现不可逆转的改变。当出现临床严重症状时，则需要尽早手术。

　　大于 5 岁的先天性心脏病患者，一般身体发育条件已经满足手术需要，可以尽早选择手术治疗，以避免出现不可逆的并发症（如艾森曼格综合征）而失去手术机会。

　　但先天性心脏病的手术时机是难以一概而论的，需要根据疾病种类、发现疾病的时间及疾病的严重程度等来决定。

456 先天性心脏病患者的寿命一般为多少年 ?

　　先天性心脏病患者的寿命是由具体的病情及患者个体的情况决定的。随着科技的发展，先天性心脏病的治疗技术越来越先进，先天性心脏病患者可治疗的年龄也在不断提前。一般来说，在幼年期进行了正规治疗的先天性心脏病患儿，能和正常儿童一样生长发育。出现心功能衰竭以前治疗的青少年先天性心脏病患者，寿命和同年龄组正常人相似。出现心功能衰竭以后才进行治疗的患者，寿命就明显短于同年龄组正常人。先天性心脏病患者越早治疗，寿命就越长。如果是重度的法洛氏四联症、完全性大动脉转位、肺动脉闭锁这样的复杂性先天性心脏病患者，若不治疗很多患儿死于出生一月内，在一岁内死亡率达50%，2 岁内死亡率更是达到 80%。

457 先天性心脏病患者在生活中应该注意些什么 ?

　　（1）生活要有规律。先天性心脏病患者身体比较虚弱，要注意休息，不要过多看电视和玩耍，要保证足够的睡眠，要保持适宜的温度和湿度，家人及外人不要在患者居住的卧室吸烟，为保持空气新鲜，每天上午可开窗通风半小时，开窗时要注意保暖，时间不宜过长。若无条件洗澡，可用温水擦洗，保持皮肤清洁。不宜到公共场所活动，防止感染疾病。

　　（2）注意饮食。要注意补充营养，食用营养价值高易消化的食物（比如瘦肉、鱼、鸡蛋、水果和蔬菜等），少食多餐，不宜过饱，忌暴饮暴食，以免加重心脏负担。心脏严重畸形、心功能低下、有充血心力衰竭者要严格控制盐的摄入，成人每天控制在4～6克，小儿2～4克，并给予易消化的软食，如馄饨、面条、稀饭等。饮食要新鲜，符合卫生要求，以防腹泻而加重病情。要控制零食、饮料，不要食用不清洁、过期或色素及添加剂较多的零食。

（3）注意适当地活动。一般不限制活动，心功能在Ⅰ、Ⅱ级者，可根据情况适当做些日常生活中力所能及的体力活，活动量以不引起疲劳为度。活动范围应先室内后室外。如感到劳累或心慌气短应停止工作，继续休息。随病情适当增加活动量，但不要感到疲劳，以免加重心脏负担。

（4）用药。简单的先天性心脏病患者，术后恢复较好，心功能正常，一般不需要使用强心利尿剂，复杂畸形及重度肺动脉高压或心功能较差的患者要根据畸形矫正情况，在医生指导下使用强心利尿药或血管扩张药，患者应严格按照医嘱用药，不可随意服用，以免发生危险。

第 **8** 章

心力衰竭

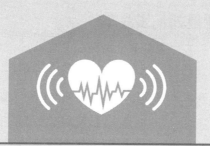

458 心力衰竭是怎么回事 ❓

心力衰竭简称心衰，是指由于心脏的收缩功能和（或）舒张功能发生障碍，不能将静脉回心血量充分排出心脏，导致静脉系统血液淤积，动脉系统血液灌注不足，从而引发心脏循环障碍症候群，此种障碍症候群集中表现为肺淤血、腔静脉淤血。心力衰竭并不是一种独立的疾病，而是心脏疾病发展的终末阶段。其中绝大多数心力衰竭是从左心衰竭开始的，即首先表现为肺循环淤血。

459 心力衰竭是如何发生的 ❓

由于心脏的收缩功能和（或）舒张功能发生障碍，不能将静脉回心血量充分排出心脏，导致静脉系统血液淤积，动脉系统血液灌注不足，从而引发心力衰竭。

（1）基本病因。几乎所有的心血管疾病最终都会导致心力衰竭的发生，心肌梗死、心肌病、血流动力学负荷过重、炎症等引起的心肌损伤，均可造成心肌结构和功能的变化，最后导致心室泵血和（或）充盈功能低下。

（2）诱发因素。在基础性心脏病的基础上，一些因素可诱发心力衰竭。常见的心力衰竭诱因如下。

①感染：如呼吸道感染、风湿活动等。

②严重心律失常：特别是快速性心律失常如心房颤动、阵发性心动过速等。

③心脏负荷加大：妊娠、分娩、过多过快地输液、过多摄入钠盐等导致心脏负荷增加。

④药物作用：如洋地黄中毒或不恰当地停用洋地黄。

⑤不当活动及情绪：过度的体力活动和情绪激动。

⑥其他疾病：如肺栓塞、贫血、乳头肌功能不全等。

460　心力衰竭会遗传吗？

心力衰竭是否会遗传给后代？对于这个问题，我们要从病因来分析。

（1）心力衰竭：心力衰竭是指原发性心肌肌原纤维收缩功能障碍所致的心力衰竭，此时泵功能障碍是原发的。心肌因种种原因收缩无力，不能喷射足够的血液到外周的血管中去以满足全身组织代谢的需要时，就发生心力衰竭。

（2）其他原因引起的心力衰竭：如患心脏瓣膜病时，由于心肌负荷过重而发生心肌肥大和心脏扩大，继而心肌收缩性相对不足而导致心力衰竭，此时泵功能障碍是继发的，在除去瓣膜障碍时较易逆转。

（3）由心肌以外的因素引起的心力衰竭，在晚期往往也伴有心肌损害。

（4）除了心脏本身的疾病，如先天性心脏病、心肌炎、心肌病、严重的心律失常、心内膜炎等，心脏以外的疾病，如急性肾炎、中毒性肺炎、重度贫血、大量静脉补液以及外科手术后的并发症等等，也可以引起心力衰竭。

从上述病因的介绍中，我们可以清楚地了解到，心力衰竭是各种心脏疾病导致的最终结果，因此心力衰竭是不会遗传给后代的。而导致心力衰竭的某些病因（如肥厚型心肌病）有一定的遗传因素存在，但遗传的只是病因，心力衰竭只是这个病因导致的结果。

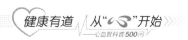
461 冠状动脉粥样硬化性心脏病与心力衰竭有关系吗

冠状动脉粥样硬化性心脏病是指心脏表面的冠状动脉发生严重的粥样硬化性狭窄或阻塞，或在此基础上合并痉挛以及血栓形成，使血管管腔变窄，最后导致心肌缺血或心肌梗死的一种心脏病。冠状动脉粥样硬化性心脏病中包含着一种更为凶险的类别——心肌梗死，它更会诱发心力衰竭。当发生心肌梗死时，相邻的梗死区心肌与非梗死区心肌出现矛盾性运动，导致心肌收缩力急剧降低，心脏泵血量明显减少，容易诱发心力衰竭。此外，发生急性心肌梗死后，血流动力学紊乱，会激活交感神经系统，诱发各种心律失常，引起血管收缩、水钠潴留，这些都会导致心脏负荷和心肌耗氧量增加，进一步使心功能恶化，诱发心力衰竭。

462 感冒会引起心力衰竭吗

感冒可以说是心力衰竭最常见的诱因。临床上，有冠状动脉粥样硬化性心脏病、长期高血压的心血管疾病患者和各种心脏瓣膜病患者，最需要重视的就是预防感冒诱发心力衰竭。这些患者，他们的心功能本身已经不全，心脏处于代偿期，当呼吸系统受到感冒病毒感染而使呼吸功能减退的时候，心脏系统各功能会因为缺氧等而进一步减弱，从而增大了心力衰竭发生的风险。

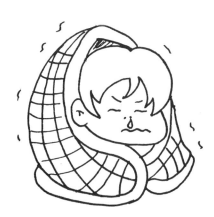

463 心力衰竭都有哪些类型 ？

根据心力衰竭发生的缓急，临床上心力衰竭可分为急性心力衰竭和慢性心力衰竭两种。根据心力衰竭发生的部位，其又可分为左心衰竭、右心衰竭和全心衰竭三种。另外还有收缩性心力衰竭和舒张性心力衰竭之分。

（1）急性心力衰竭是指因急性的心肌损害或心脏负荷加重，造成急性心排血量骤减、肺循环压力升高、周围循环阻力增加，引起肺循环充血而出现急性肺淤血、肺水肿并可有伴组织、器官灌注不足和心源性休克的临床综合征，以急性左心衰竭最为常见。急性心力衰竭可以在原有慢性心力衰竭基础上急性加重，也可以在心功能正常或处于代偿期的心脏上突然起病。发病前患者多数合并有器质性心血管疾病，常见于急性心肌炎、广泛性心肌梗死、心室流出道梗阻、肺动脉主干或大分支梗死等。可表现为收缩性心力衰竭，也可以表现为舒张性心力衰竭。急性心力衰竭常危及生命，必须紧急抢救。

（2）慢性心力衰竭是指持续存在的心力衰竭状态，可以稳定、恶化或失代偿。慢性心力衰竭是各种病因所致心脏疾病的终末阶段，是一种复杂的临床综合征，主要特点是呼吸困难、水肿、乏力，但上述表现并非同时出现。一般均有代偿性心脏扩大或肥厚及其他代偿机制参与，常伴有静脉压增高导致的器官充血性病理改变，可有心房、心室附壁血栓和静脉血栓形成。成人慢性心力衰竭的病因主要是冠状动脉粥样硬化性心脏病、高血压、瓣膜病和扩张型心肌病。

464 心力衰竭有哪些表现 ？

心力衰竭的症状主要是由肺循环淤血和（或）体循环淤血所致，也有的是器官或组织氧供不足所致。表现为：体重增加；脚和脚踝水肿；腹部胀满感；颈静脉怒张；食欲不振，消化不良；恶心和呕吐；呼吸急促，特别是活动时；失眠；

气短；疲劳、乏力、头晕；心悸；脉搏不正常或跳动速度过快；咳嗽与体位相关，平卧位时加重，高枕卧位后好转；尿少，夜尿增加。

465 心力衰竭患者会头晕吗 ❓

心功能衰竭患者心脏搏血功能减弱，再加上有些患者合并心律失常（尤其是缓慢型心律失常），进一步减少心脏的搏血量，这些情况都可能会导致脑部供血不足，因而可能会出现头晕的症状。

466 脚肿是因为心力衰竭吗 ❓

脚肿的原因有很多，如患了肝脏疾病、心脏疾病、肾脏疾病、营养不良、循环不畅、痛风等疾病。如果患者出现心源性水肿情况，常为右心衰竭后的体循环淤血导致，患者同时会出现腹胀、食欲不振、恶心、呕吐等胃肠道症状及肝脏淤血。肾脏淤血会引起少尿、夜尿增多、蛋白尿和肾功能减退，这时会出现水肿情况。心力衰竭患者晚期会出现一系列并发症。

467 心力衰竭的严重程度是如何划分的 ❓

（1）心力衰竭的分级（NYHA，纽约心功能分级）：

①Ⅰ级：患者有心脏病，但日常活动量不受限制，一般体力活动不引起过度疲劳、心悸、气喘或心绞痛。

②Ⅱ级：心脏病患者的体力活动轻度受限制。休息时无自觉症状，一般体力活动引起过度疲劳、心悸、气喘或心绞痛。

③Ⅲ级：患者有心脏病，以致体力活动明显受限制。休息时无症状，但小于一般体力活动即可引起过度疲劳、心悸、气喘或心绞痛。

④Ⅳ级：心脏病患者不能从事任何体力活动，休息状态下也出现心力衰竭症状，体力活动后加重。

这个分级是目前临床中常用的。

（2）一个较新的分级，根据心力衰竭的发生发展分为 4 个阶段：

①阶段 A（前心衰阶段）：患者为心力衰竭的高发危险人群，尚无心脏结构或功能异常表现，也无心力衰竭症状或体征。包括人群：冠状动脉粥样硬化性心脏病、高血压、糖尿病患者，肥胖者，代谢综合征患者，有应用心脏毒性药物史、酗酒史、风湿热史或心肌病家族史的患者。

②阶段 B（前临床心衰阶段）：患者无心力衰竭的症状或体征，但已发展成结构性心脏病等。包括人群：心脏左室肥厚、无症状性心脏瓣膜病，以往有心肌梗死病史的患者等。

③阶段 C（临床心衰阶段）：患者已有基础的结构性心脏病，以往或目前有心力衰竭的症状或体征。包括人群：有结构性心脏病伴气短、乏力、运动耐量下降者等。

④阶段 D（难治性终末期心衰阶段）：有进行性结构性心脏病，虽经内科积极治疗，休息时仍有症状，且需要特殊干预。包括人群：因心力衰竭反复住院，且不能安全出院的患者，需要长期静脉用药的患者，等待心脏移植者，应用心脏机械辅助装置者。

468　左心衰竭和右心衰竭的症状表现有什么不同 ？

（1）左心衰竭的症状和体征：大多数左心衰竭患者是由于运动耐力下降出现呼吸困难或乏力而就医，这些症状可在休息或运动时出现。同一患者可能存在多种疾病。呼吸困难是左心衰竭最主要的症状，可表现为劳力性呼吸困难、端坐呼吸、阵发性夜间呼吸困难等多种形式。运动耐力下降、乏力为骨骼肌血供不足的表现。严重心力衰竭患者可出现陈 - 施呼吸，提示预后不良。查体除原

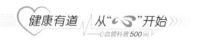

有的心脏病体征外，还可发现左心室增大、脉搏强弱交替，听诊可闻及肺部啰音。

（2）右心衰竭的症状和体征：右心衰竭主要表现为慢性持续性淤血引起的各脏器功能改变，患者可出现腹部或腿部水肿，并以此为首要或唯一症状而就医，运动耐量损害是逐渐发生的，可能未引起患者注意，除非仔细寻问日常生活能力发生的变化。查体除原有的心脏病体征外，还可发现心脏增大、颈静脉充盈、肝大和压痛、发绀、下垂性水肿和胸腹水等。

469 心力衰竭的确诊需要做哪些检查？

（1）心电图：常可提示原发疾病。

（2）X线检查：可显示肺淤血和肺水肿。

（3）超声心动图：可了解心脏的结构和功能、心瓣膜状况、是否存在心包病变急性心肌梗死的机械并发症、室壁运动失调、左室射血分数。

（4）动脉血气分析：监测动脉氧分压（PaO_2）、二氧化碳分压（$PaCO_2$）。

（5）实验室检查：血常规和血生化检查，如电解质、肾功能、血糖、白蛋白及高敏C反应蛋白。

（6）心力衰竭标示物：诊断心力衰竭的公认的客观指标为B型利钠肽（BNP）和N末端B型利钠肽原（NT-proBNP）的浓度增高。

（7）心肌坏死标示物：检测心肌受损的特异性和敏感性均较高的标示物是心肌肌钙蛋白T或I（CTnT或CTnI）。

470 6分钟步行试验有什么作用？

6分钟步行试验（6MWT）主要用于评价中、重度心肺疾病患者对治疗干预的疗效，测量患者的功能状态，可作为临床试验的重点观察指标之一，也是患者生存率的预测指标之一。

471 心力衰竭和呼吸衰竭如何区分 ？

心力衰竭和呼吸衰竭都会在活动后出现胸闷气短的症状，有时这两种衰竭会相互影响，可能由其中一种衰竭导致另一种衰竭。要区分是以哪一种衰竭为主，就要从原发病中找线索，看原发是心脏不好还是肺部不好，一般大多数呼吸衰竭是发生于慢性支气管炎。临床中也用相关检查来判断是以哪一种衰竭为主，如血气分析、心房利钠肽等。

472 心力衰竭的严重后果是什么 ？

患者出现心律失常，尤其恶性心律失常，包括室性心动过速、心室颤动，最终导致猝死。

473 心力衰竭该如何治疗呢 ？

心力衰竭可分为急性心力衰竭和慢性心力衰竭两种。

（1）急性心力衰竭：一旦确诊，应按规范治疗。

①初始治疗为经面罩或鼻导管吸氧，吗啡、袢利尿剂、强心剂等经静脉给予。使患者取坐位或半卧位，两腿下垂，减少下肢静脉回流。

②病情仍不缓解者应根据收缩压和肺淤血状况选择应用血管活性药物，如正性肌力药、血管扩张药和血管收缩药等。

③若患者病情严重，血压持续降低（＜90mmHg），甚至心源性休克，则应监测血流动力学，并采用主动脉内球囊反搏、机械通气支持、血液净化、心室机械辅助装置以及外科手术等各种非药物治疗方法。

④动态测定 BNP/NT-proBNP 有助于指导急性心衰的治疗，治疗后其水平仍高居不下者，提示预后差，应加强治疗；治疗后其水平降低且降幅 >30%，提示治疗有效，预后好。

⑤控制和消除各种诱因，及时矫正基础心血管疾病。

（2）慢性心力衰竭：慢性心力衰竭的治疗已从利尿、强心、扩血管等短期血流动力学、药理学措施，转为以神经内分泌抑制剂为主的长期的、修复性的策略，目的是改变衰竭心脏的生物学性质。

①病因治疗：控制高血压、糖尿病等危险因素，使用抗血小板药物和他汀类调血脂药物进行冠状动脉粥样硬化性心脏病二级预防。消除心力衰竭诱因，控制感染，治疗心律失常，纠正贫血、电解质紊乱。

②改善症状：根据病情调整利尿剂、硝酸酯和强心剂的用法用量。

③正确使用神经内分泌抑制剂：从小剂量增至目标剂量或患者能耐受的最大剂量。

④监测药物反应：水钠潴留减退者，可逐渐减少利尿剂剂量或小剂量维持治疗，早期很难完全停药。每日体重变化情况是检测利尿剂效果和调整剂量的可靠指标，可早期发现体液潴留。在利尿剂治疗时，应限制钠盐摄入量（＜3克/天）。使用正性肌力药物的患者，出院后可改为地高辛，反复出现心力衰竭症状者停用地高辛，因其易导致心力衰竭加重。如出现厌食、恶心、呕吐，应测地高辛浓度或试探性停药。血管紧张素转换酶抑制剂（ACEI）或血管紧张素Ⅱ受体拮抗剂（ARB）每1～2周增加一次剂量，同时监测血压、血肌酐和血钾水平。病情稳定、无体液潴留且心率≥60次/分钟的患者，可以逐渐增加β受体阻滞剂的剂量，若心率＜50次/分钟或伴有眩晕等症状，应减量。

⑤监测频率：患者应每天自测体重、血压、心率并登记。出院后每两周复诊一次，观察症状、体征并复查血液生化，调整药物种类和剂量。病情稳定3个月且药物达到最佳剂量后，每月复诊一次。

474 治疗慢性心力衰竭的药物有哪些

目前慢性心力衰竭推荐使用的主要药物有：

（1）血管紧张素转换酶抑制剂（ACEI），能显著降低心力衰竭患者的死亡率。

（2）β受体阻断剂，可抑制心肌重构，改善临床左室功能，进一步降低总死亡率，降低心脏猝死率。

（3）醛固酮受体阻断剂螺内酯，可阻断肾素－血管紧张素－醛固酮系统的通路，对重度心力衰竭有利。

（4）血管紧张素Ⅱ受体阻断剂（ARB），作用机制与血管紧张素转化酶抑制剂相近，目前主要用于因严重咳嗽而不能耐受血管紧张素转化酶抑制剂的患者。

（5）利尿剂能够充分控制心力衰竭患者的液体潴留。

（6）强心苷类，可减轻症状和改善心功能。

475 心力衰竭患者需要终身服药吗

答案是肯定的。（1）防止心脏"累瘫"。心血管疾病发展为慢性心力衰竭，是一个很缓慢的过程：身体为了适应"心脏泵血总是不够用"的状态，就会使心脏扩大以增加射血、心肌肥厚以更有力地收缩。这就是医生口中常说的"代偿"。但这样超负荷时间长了，心脏总有"累瘫"的一天。所以，心脏"变大"或者"变厚"了，不能置之不理任其发展，肯定需要服用一些药物改善现状，延缓心力衰竭。（2）慢性疾病没有"治好"一说，用"控制"一词更为贴切。与高血压类似，程度轻的心力衰竭患者心力衰竭级别低，仅出现活动耐力的轻度下降，这部分患者通过规范的药物治疗，心力衰竭是有可能治愈的。但因为患者初期无明显症状，没有及时治疗，往往发现时就已经需要终身服药了。心力衰竭的控制是一个长期的过程，要完全恢复到和正常人一样，是不容易的；但控制得好，病情可以稳定下来，让自己感觉更轻松，并延长寿命。所以，心力衰竭患者一定要遵从医嘱，坚持规律用药，同时注意自我管理，尤其是加强饮食、运动和作息管控，这样才能使心力衰竭得到持续的控制，提高生活质量。

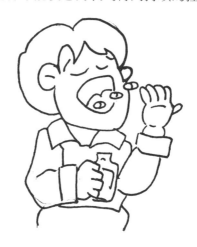

476 心力衰竭患者装起搏器有用吗

心力衰竭患者的主要表现是劳力性气促，夜间阵发性呼吸困难、端坐呼吸、下肢浮肿、肝脏淤血、胸腹腔积水。

目前药物治疗很难使患者获得根本性的好转，但心脏再同步治疗——安装三腔起搏器却能使有些心力衰竭患者（主要是指合并完全性左束支传导阻滞的患者）发生翻天覆盖的变化。这项技术问世20年来，出现了奇迹般的疗效。

患者得到合适的三腔起搏器治疗，并配合适当的药物治疗，可以改善心功能，70%的患者有望心脏缩小，基本接近正常人。该项技术有明确的适应证要求，并非所有心力衰竭患者都能获得这么神奇的疗效。

477 心力衰竭可以手术治疗吗

心力衰竭患者可以进行手术，手术治疗也应根据基本病因进行选择。如果是缺血性引起的，选择冠状动脉支架植入术或冠状动脉搭桥手术以改善心肌缺血；心脏瓣膜病及先天性畸形的，选择介入、换瓣和纠正手术；心脏再同步化治疗（CRT）通过改善房室、室间和（或）室内收缩同步性增加心排血量，改善心力衰竭症状；左室辅助装置（LVAD）适用于严重心脏事件后或准备心脏移植患者的短期过渡治疗和急性心衰的辅助性治疗；而心脏移植则是治疗顽固性心力衰竭的最终治疗方法。

478 心力衰竭手术治疗的风险大吗 ?

所有的手术都是有一定风险的，针对每个患者的具体问题具体考虑。

因为每个患者所执行的手术都不一样，方案不一样，他所面临的风险也不一样，患者的身体基础状况、心功能的状况、整体心脏的大小，以及心脏以外的因素，包括患者的肝功能、肾功能、年龄等，都是手术需要考虑的。因此手术的风险要具体情况具体分析。

479 心力衰竭患者生活方式如何调整 ?

（1）体重。早期发现液体潴留非常重要。如在 3 天内体重突然增加超过2kg，需要利尿或加大利尿剂的剂量。

（2）限钠。限钠有助于控制心功能分级 Ⅲ ～ Ⅳ 级心力衰竭患者的淤血症状和体征，应根据水钠潴留和血钠水平，适当限钠，每日不超过 3g 盐。使用利尿剂者，则适当放宽。对心功能分级 Ⅰ 或 Ⅱ 级心力衰竭患者不需限钠，每日不超过 6g 盐。心力衰竭急性发作伴容量负荷过重的患者应限制钠摄入，每日不超过2g 盐。

（3）限水。轻、中度症状患者常规限制液体摄入量并无益处。严重心力衰竭患者液体摄入量限制在每日 1.5 ～ 2L，有助于减轻症状和充血。严重低钠血症（血钠＜130mmol/L）患者液体摄入量每日应少于2L。

（4）营养。患者宜低脂饮食，优质蛋白质应占总蛋白的2/3以上。一般给予25～30kcal/kg（理想体重）。肥胖患者应减轻体重，低能量平衡饮食（1000～1200kcal/d）有利于减轻体重，严重心力衰竭伴明显消瘦（心脏恶病质）者应给予营养支持，肠内营养管饲的液体配方可用高能量密度配方（1.5～2.0kcal/mL）。

（5）休息。失代偿期患者需卧床休息，多做被动运动，预防深静脉血栓形成。临床情况改善后，在不引起症状的情况下，应逐渐恢复体力活动。对慢性稳定性心力衰竭患者，运动康复可降低慢性病死亡率，减少反复住院次数，改善患者运动耐量，提高生活质量。

（6）情绪。压抑、焦虑和孤独在心力衰竭恶化中发挥着重要作用，也是导致心力衰竭患者死亡的主要因素。综合性情感干预包括心理疏导、应用抗抑郁药物。

（7）吸氧。吸氧适用于低氧血症和呼吸困难明显，尤其是指端血氧饱和度（SaO_2）＜90%的患者。应尽早吸氧，使患者$SaO_2 \geq 95\%$（伴COPD者$SaO_2 > 90\%$）。

480 心力衰竭患者需要注意哪些事 ?

（1）按时服药，未经专业医生允许，原则上患者是不能够停服或者减服药物的。

（2）不能参加重的体力活动。

（3）患者要注意饮食，少喝水，特别是晚上，以清淡饮食为主，避免过咸过油食物。

（4）定期复诊。

(1)按时服药

(2)禁止过重体力劳动

(3)注意饮食

(4)定期复诊.

481 心力衰竭患者在饮食上要注意什么

心力衰竭的患者首先要清淡饮食，也就是要低盐低脂饮食，盐要少吃一点，油的东西要少吃一点，并且平时还可以适当地服用利尿剂、强心剂，以改善心力衰竭的症状。

（1）限制盐的摄入。限盐限钠，这是控制心力衰竭较为适当的方法。为了减轻水肿，应限制食盐，以每日控制在 6 克以内为宜。应注意患者使用利尿剂时易出现低钠、低氯的情况，此时不应限盐，可能还要适当补充盐。

（2）限制水分。严重心力衰竭患者 24 小时饮水量一般为 600 ～ 800mL，应尽量在白天内间歇饮用，避免大量饮水，以免加重心脏负担。

（3）少量多餐。心力衰竭患者应少量多餐，不宜吃得过饱，每日总热能分 4 ～ 5 次摄入，以减少餐后胃肠过度充盈及横膈抬高，避免心脏工作量增加。避免生硬、辛辣、油炸等食物，避免产气食物，因为胃肠胀气会加重患者腹胀不适感。

（4）多吃新鲜蔬菜水果，保持大便通畅。

（5）充足的维生素和适量的无机盐，如维生素 B_1 及维生素 C（包含维生素的食品），能保护心肌，供给适量的钙（钙食品），以维持正常的心肌活动。钾对心脏有保护作用，不足时会引起心律失常。用利尿药时，除补钾外，还应注意镁、锌的补给。

482 心力衰竭患者可以吸烟饮酒吗

心力衰竭患者绝对不能吸烟。吸烟加速动脉粥样斑块形成进程，导致斑块的不稳定，促进斑块破裂，促进支架内再狭窄，再次诱发心肌梗死、心力衰竭和猝死事件。吸烟加重心肌炎症，妨碍心肌愈合。大规模的前瞻性研究表明，吸烟显著增加心肌梗死的发生率和死亡率。所以一定要戒烟！

心力衰竭的患者，一般都不建议饮酒，酒精对心脏的心肌有很大的影响。一般会加重心力衰竭，增加耗氧量，容易导致血钠潴留。

483 心力衰竭患者可以进行性生活吗 ?

心力衰竭患者能否进行性生活要根据具体病情和身体情况来决定，如果病情控制不理想、身体比较虚弱自然是不宜进行性生活的，如果病情平稳，适当进行性生活是可以的，这个必须量力而行，切勿因为性生活导致病情加重。

484 心力衰竭患者该如何正确饮水 ?

一般成人每天水的摄入量在 1500 ～ 2000 毫升，基本上能保证一天的生理活动。

夏天由于出汗多，要适当地多喝一些水，冬天出汗少，相对可以少一些。

心力衰竭患者要走出多喝水的误区。

485 心力衰竭患者应选择什么样的卧位 ?

根据心功能的情况，患者采取的体位是不一样的。如果是比较轻的心力衰竭，就是在自由活动的时候才发生的，那么患者的体位不受限，平卧位、侧卧位都可以。一旦发展到了心功能Ⅳ级，就是在不活动的时候，患者也会感到喘憋，那么卧位就要高一点。症状轻的时候可以采取高枕卧位，就是把枕头垫得高一点，稍微有一个坡度，患者就会感觉到呼吸困难的症状有所缓解。如果症状再重一点，单纯的高枕卧位也缓解不了，就需要半卧位，就是让患者半躺着，以减少回心的血量，让血液尽量往下肢去，这样心脏的负担就会轻一点。最严重的时候，可能就需要采取端坐位，把腿垂下来，这种体位因为重力的作用，回心血量明显减少，患者能够很快地缓解心力衰竭的这些临床症状。

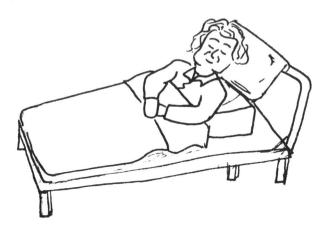

486　心力衰竭患者对环境有哪些要求？

心力衰竭患者对环境的要求是：（1）良好的人际关系。心力衰竭患者容易产生抑郁、焦虑、恐惧、悲伤等心理反应，精神不安可直接增加心脏工作量，也会引起失眠和消化不良从而间接地加重心脏负担。所以家人、护士要保持良好的精神状态，减少消极情绪，经常与患者进行思想交流、沟通，相互尊重，坦诚友善相处，帮助患者正确认识和对待自己的疾病，并使患者体会到家庭或一个群体的温暖。（2）尽快适应环境。患者住院治疗时，由于医院内的环境、陈设、声音、气味等都与居家环境不同，难免会感到陌生和不习惯，患者需要一个适应过程。护士和家人应多给患者介绍医院的住院须知、环境，如有病情变化或需要人帮助时怎样呼叫，使患者有安全感。（3）温度与湿度适宜。适宜的温度与湿度既有益于患者休息和治疗，使患者感到舒适安宁，也可以减少能量消耗，利于散热。心力衰竭患者所在房间，冬季的温度以 22 ～ 24 摄氏度为佳；夏天可使用空调、电扇，不要直接吹风以免感冒。湿度过高可使患者感到潮湿、胸闷，过低患者又会感到口干舌燥。病室适宜的湿度是 50% ～ 60%。（4）通风换气。为保持病室内和居室内空气新鲜，每日至少通风两次，每次通风半小时。通风时要避免空气对流，防止患者着凉。有条件的可安装空气调节装置，如排风扇，以利于空气的流通。（5）保持安静。心力衰竭患者适应噪音的能力减弱，吵闹的环境可使患者烦躁，心跳加快，心脏负担加重。故应保持居室、病室的安静，避免患者受到噪音刺激，应避免受惊吓。家人和护士应说话轻、走路轻、操作轻、关门轻等。（6）舒适的环境。居室和病室应清洁、整齐、美观，病床及用具应使患者使用方便、安全，床上物品应定期更换。患者在舒适、温馨的环境中休息和治疗，有利于早日康复。

487 心血管病患者为何不能长期卧床 ?

心血管疾病患者卧床休息数小时后尿量会显著增加，导致血容量减少，血液黏稠度增高，使心绞痛、血栓性脉管炎等的发生概率明显增加。从临床角度看，心力衰竭的患者需要采用坐位来减轻心脏负担。许多患者担心体力活动会导致心肌破裂或加重心脏损害，其实吃饭、洗脸、刷牙、穿衣、缓慢步行等活动的能量消耗比卧床只增加 20% ～ 50%。

488 心血管病患者排便应注意什么 ?

心脏病患者一定要多加注意，在排便的过程中屏气和用力会使胸腔和腹腔的压力明显增大，回心血流量就会明显减小，同时心跳会加快，这就会使心脏冠状动脉缺血，如果是冠状动脉本身出现了病变，就会直接引起心肌梗死。

所以，排便的时候千万不要过于用力，最好是能够调节好自己的心情，能够控制好自己的情绪。

489 心力衰竭患者为什么要经常测体重 ?

心力衰竭的常见病因有高血压、糖尿病、心脏瓣膜病、冠状动脉粥样硬化性心脏病、心肌病等。盐摄入过多、超重、吸烟和酗酒等因素皆可使心力衰竭恶化。

过量摄入食盐可导致液体潴留加重，弱化药物的治疗作用。对严重进展性心力衰竭患者通常应给予一个详细的限制钠盐摄入的方案。一个简单易行检查体内液体潴留状况的方法是每日测量体重。每天体重增加达到 1kg 以上者，几乎可以肯定有液体潴留存在。体重持续、快速地增加（1kg/d）是心力衰竭恶化的重要线索。基于这个原因，医生常要求患者尽可能每天较为精确地测定体重，强调清晨起床时、排尿后和进餐（早餐）前测体重。严重心力衰竭时避免摄入过多液体（如 1500mL/d），一旦体重增加明显，可增加利尿剂用量。另外，心力衰竭患者平时应用利尿药物，剂量是否合适，测量体重也是最简单、最有效的办法。

490　心力衰竭患者怎样安排休息与运动 ?

休息和活动的程度及方式是：

（1）心功能正常患者。一般不需要严格休息。过度的休息或限制性的休息，弊大于利，因为长期卧床会引起静脉血栓、食欲不振、大便秘结、肌肉萎缩、肺栓塞等。

（2）轻度心力衰竭患者应限制重体力活动。增加卧床时间，中午要有充足的午睡时间，晚间睡眠时间也应适当延长。

（3）中度心力衰竭患者，一般体力活动要严格限制，每天要有充足的休息时间，但日常生活可自理。夜间睡眠可给高枕。

（4）重度心力衰竭患者应完全卧床休息。日常生活靠家人或护士辅助完成，原则上不要下床，但不习惯在床上排便者，可由他人协助下床排便。可采用半坐卧位或坐位，病情许可也可高枕平卧，以患者舒适为度。但要注意更换体位，对长期受压处应加强褥疮护理。

（5）心功能基本恢复患者，随着心力衰竭逐渐好转，心功能逐渐改善，应在早期下床活动，并根据体力情况的差异逐渐增加活动量，但要注意掌握不使患者症状加重这一原则。

活动的内容有做广播操、打太极拳、散步、做家务等，要循序渐进，以自己能承受为度。

491 心情不好与心力衰竭有关系吗

单纯的心情不好不会引起心力衰竭。慢性心力衰竭是所有心脏疾病的最终归宿，是由于心脏器质性疾病反复发作所致，当然长时间的心情不好会激活体内的交感神经系统，从而加重心力衰竭。

492 心力衰竭患者该如何锻炼

心力衰竭患者可以进行散步、打太极拳等比较轻微的活动。如患者想加大运动强度，比如打羽毛球等，要根据病情量力而行。不主张患者进行一些对抗性的激烈的体育活动，或者是干一些繁重的家务。

493 运动锻炼对心力衰竭患者有哪些益处

（1）运动可以改善心血管病的危险因素，延缓心力衰竭患者的疾病进展。

（2）运动可以改善心力衰竭患者的肌肉功能，增强心力衰竭患者的运动能力。

（3）运动可以改善心力衰竭患者的肺脏功能，增强心力衰竭患者的运动能力。

（4）运动可以改善心力衰竭患者的心脏功能，增强心力衰竭患者的运动能力。

（5）运动可以降低心力衰竭患者的静息心率，从而增加心率储备，使得心力衰竭患者的运动能力进一步提高。

494　如何预防心力衰竭的发生

（1）控制危险因素。

①不要吸烟，吸烟易导致动脉粥样硬化进而导致心力衰竭，因此戒烟有利于预防动脉粥样硬化，预防心力衰竭。

②做好高血压、糖尿病的防控工作。

（2）限制饮酒，尽量做到少喝，最好不喝。

（3）适量地做一些有氧运动，包括慢跑、球类、骑行等。

（4）养成良好的饮食习惯，饮食结构要合理，少吃高脂、高胆固醇食物。

（5）养成良好的睡眠习惯，保证充足的睡眠。

495　小儿也会得心力衰竭吗

会的。有一些小孩患有先天性心脏病，大的室间隔缺损、法洛四联症等都会引发心力衰竭。

496　心力衰竭的患者可以喝牛奶吗

心力衰竭患者可以喝牛奶，但是注意不能饮用过多。心力衰竭是由于心肌收缩减弱，使心脏排血量减少，静脉回流受阻，动脉系统供血不足，全身血液循环出现障碍的一系列症状和体征的综合征。饮食上的调养可以减少患者心力衰竭的发作次数，特别要注意禁食刺激性大、产气多的食物，如浓茶、酒、蒜、葱、鱼汤浓汁等，以免刺激心脏，诱发心力衰竭。

497 心力衰竭患者如何安全度过冬天

防寒保暖，防止受凉感冒。避免严寒刺激，特别是寒潮袭来时，要及时添加衣服，重视保暖。外出时要重视手部、头部、面部的保暖，要戴口罩、手套和帽子。出现发热、贫血、甲亢等时，一定要及时到医院就诊，做到早发现、早诊断、早治疗。

营养摄入至关重要。身体的抵抗力与营养密切相关。在饮食上可安排适当多吃些鲜鱼、瘦肉以及富含维生素 A、维生素 C 的蔬菜水果，如胡萝卜、韭菜、菠菜、苋菜、青菜、鲜枣、猕猴桃、山楂、橙子、柚子、草莓等。不可喝太多的水和汤，否则可能引起稀释性低钠血症，这是顽固性心力衰竭的重要诱因之一，同时还要注意控制钠盐的摄入。

室内要常通风换气，天气晴朗时，要多到室外呼吸新鲜空气，多晒太阳。

498 心力衰竭患者的常见并发症有哪些

（1）呼吸道感染。此并发症较常见，由于心力衰竭时肺部淤血，易继发支气管炎和肺炎，必要时可给予抗菌药物。

（2）血栓形成和栓塞。长期卧床可导致下肢静脉形成血栓，脱落后可引起肺栓塞。肺栓塞的临床表现与栓塞大小有密切关系。小的肺栓塞可无症状，大的肺栓塞可表现为突发呼吸急促、胸痛、心悸、咯血和血压下降，同时肺动脉压升高，右心衰竭加重。

（3）心源性肝硬化。由于长期右心衰竭，肝脏长期淤血缺氧，小叶中央区肝细胞萎缩和结缔组织增生，晚期出现门脉高压，表现为大量腹水、脾脏增大和肝硬化。

（4）电解质紊乱。此并发症常发生于心力衰竭治疗过程中，尤其多见于多次或长期应用利尿剂后，其中低血钾和失盐性低钠综合征最为多见。

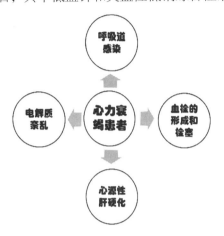

499 心力衰竭患者可以从事哪些劳动？

在疾病早期，由于心肺功能的代偿作用，患者活动后没有明显的气短及呼吸困难等症状，因此患者可以工作。建议患者选择轻体力或脑力劳动，工作期间最好定时休息，计划好每天的活动量，以工作时不感觉疲劳为宜。如果从事服务性行业，如餐饮业，体力消耗大，患者应注意保持体力和能量，尽量减少躯体的移动，如坐着谈话等。这样做可以尽量减少心肺功能的负荷。但肺源性心脏病患者如果已出现心力衰竭，就不宜参加工作了。

另外，凡是用力过猛、劳动强度大、精神高度集中、竞争很强的工作都不适合心力衰竭患者去做。工作地点环境恶劣对心力衰竭患者也不适宜。具体说来，如飞行工作、潜水、高温车间工作、高空作业、驾驶、搬运工作及其他重体力劳动等都是心力衰竭患者不能从事的。心力衰竭发作时，不管何种工作均应暂停，在家休养或到医院去治疗。何时恢复工作以及适合何种劳动强度的工作等问题，视治疗后恢复的情况来决定。

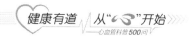
500 心力衰竭可以根治吗 ❓

心力衰竭是不能根治的，但可以缓解。只能平时多注意，调节饮食和适量运动，结合药物治疗尽量减缓心力衰竭的发生及恶化。平时应该更多关注对高危因素的控制，尽量延缓心力衰竭的发作。另外，还可以考虑用一些中药来进行调理和治疗，从而达到延缓心力衰竭进程的目的。